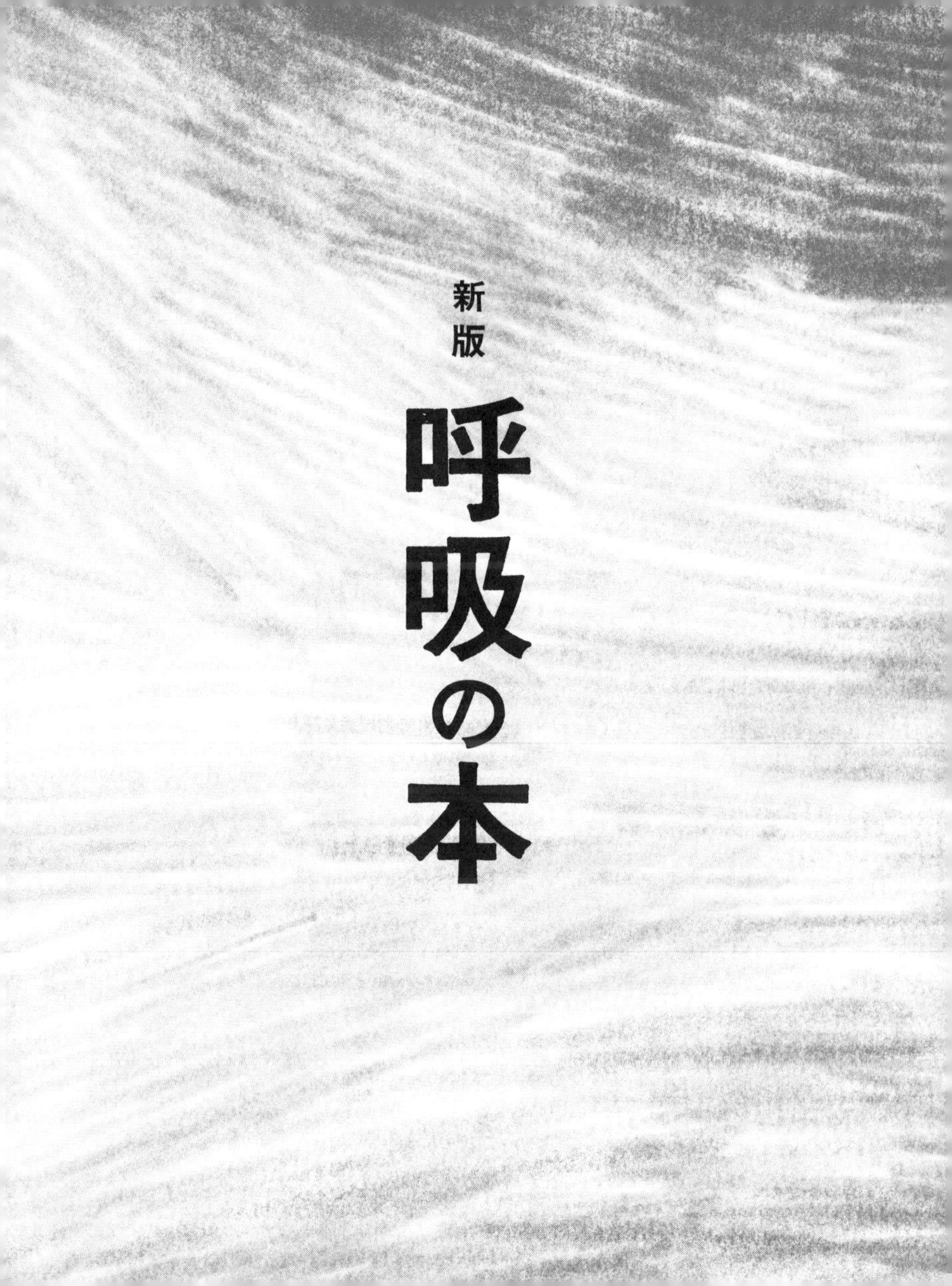

新版

呼吸の本

息

風が息をしている
耳たぶのそばで
子どもらの声をのせ
みずうみを波立たせ
風は息をしている

虫が息をしている
草にすがって
透き通る胎を見せ
青空を眼にうつし
虫は息をしている

星が息をしている
どこか遠くで
限りなく渦巻いて
声もなくまたたいて
星は息をしている

人が息をしている
ひとりぼっちで
苦しみを吐き出して
哀しみを吸いこんで
人は息をしている

詩集『手紙』一九八四年より

谷川俊太郎

まえがき

加藤さんのこと

加藤俊朗さんは不思議な人だ。初めて会ってもう十年近くなるだろうか。当時私が借りていた海辺の家に現れたときは、友だちの友だちというだけで、どんな仕事をしているのか、どんな経歴なのか何ひとつ知らなかった。でも一目見て私はふだんつきあっている物書きや絵描きや編集者とは違う何かを感じた。しばらくして定期的に呼吸法を習うようになったのだが、加藤さんの言うとおりに呼吸し、からだを動かしていると、時には居眠りが出るほど気持ちがいい。痛いこと苦しいことはしない、がんばらない無理しない、とにかく気持ちよくやるという先生だから、生徒の私も緊張しないで楽しめる。加藤さんが自分のアタマ（左脳）というよりは、カラダ（右脳）の感覚と行動を通して身につけた独特な宇宙観、人間観が私にとっては新鮮で、いまだに私は彼に驚かされている。新聞は読まないしテレビも見ない、雑誌も読まないしネットも見ない、そのくせ世の中の動きには敏感で、突発的なマイブームがあるのが面白い。最近では村上春樹（最新作ではなく、初期のものからブックオフで買っている）、空海（難しい論文よりも小説になっているものから自分流の空海像を思い描く）、マイケル・ジャクソン（そのからだの動きに私には感じ取れない波動を感じているらしい）。一時は矢沢永吉もブームだったが、いつの間にかミック・ジャガーにとって代わられた。

加藤さんの中には子どものように常識に捉われないあどけない一面と、組織の中でもまれてきた大人の世間知が同居している。若いころはグレていたと言うが、そのころのことは知らない。だがもし殴り合いにでも巻き込まれたら、加藤さんは心強い味方になってくれると私は信じている。文章を書くようになったのは私に会ってからだと言う。私の書いたものなどほとんど読んでいないはずだが、私という人間をちゃんと見てくれていると私は感じる。加藤さんには言葉を通してではなく、目の前にいる人間を直接感じ取って判断する能力があって、混んだ電車などでは人々の発しているネガティブな「気」に気分が悪くなることもあるらしい。

この本では私が読者の皆さんに代わって、加藤さんにいろいろ問いかける形をとった。活字では伝えきれない加藤さんの言葉を感じてもらうために、実際に呼吸法を教えている現場にマイクを持ち込んだライブ録音も付いている。加藤メソッドは言葉だけ読んでいても身につかない。本当は直接加藤さんと向き合うのがいいのだが、その機会を得られない人は特典音源を聞きながらとにかくからだを動かし、息を吐いてみてほしい。そしてこれは自分の経験から言うのだが、毎日三十分でもつづけているとそれが習慣になっていって、やがて少しずつからだと心に効果が現れてくる。

加藤さんは言葉にならないものを大事にする人だが、同時に常に言葉を探し求めている人でもある。この本に出てくる「言霊《ことだま》ゼーション」という独特な造語も、彼の言葉観から来ている。言葉の力は意味だけにあるのではない。言葉のもつ波動（バイブレーション）のもつ力もまた知らず知らずのうちに私たちを動かしている。活字を読むだけでは感じにくいが、声になった言葉にはそれを発した人の魂がこもっている。言語は大昔に人間社会の中から発生したものだが、言語以前から存在していた宇宙のエネルギー（ときにそれは神という名で呼ばれる）が、言語を発生させたのだとも考えられる。日本人が太古から信じてきた言霊は、現代のデジタルな言語の氾濫に対する解毒作用をもつのではないかと私は思う。

何につけても速度が重要視されるこの時代だが、スローフード、スローライフというようなことも言われ始めている。加藤メソッドは、この〈今〉を通して〈永遠〉につながること、この〈ここ〉を通して〈宇宙〉につながることを目指している。そのようなゆったりした時空に生きるためのヒントが、この本にはいろいろあると思う。

Contents

撮影／塚越ひかる　イラスト／長尾佳子　編集協力／林美穂　装丁・本文デザイン／Chichols
レコーディングエンジニア／橋元成朋　協力／曹洞宗金剛宝山 輪王寺

第1章

息と呼吸法

Breath and the Breathing Method

吸って吐くから
吐いて吸うへ。

質問 1

気持ちを落ち着かせるには、
深呼吸がいいと言われていますが、
呼吸法は深呼吸とどう違うのですか?

答え

「胸」と「腹」の違いです

お答えしますね。

深呼吸は息を吸ってから吐くやり方です。

呼吸法は吐いてから吸うやり方。

違いを一言で言うと、「胸」と「腹」の違いです。

深呼吸は、ラジオ体操の呼吸ですね。体操の終わりは深呼吸です。

吸うとき両手を上に上げて、吐くとき下ろす。吸うとき両手を横に広げて、吐くとき両手をおなかの前で組む。

「はい、大きく吸ってー、吐いてー」という感じ。

吸うほうが先で、胸が主導権を握ってます。

スウェーデンから入ってきたと思いますよ（間違ってたらごめんなさいね）。西洋式ですかね。

呼吸法という言葉にこだわらないで……

呼吸は文字どおり吐いてから吸うことを言います。

吐くほうが先で、腹が主導権を握ってます。

どちらも気持ちを落ち着かせるのにはいいですよ。

質問 2

「ブッダの呼吸」「ヨガの呼吸」「西洋の呼吸」など
いろいろあるそうですが、どんな違いがあるのでしょうか？
またどれがベストの呼吸法なのですか？

答え

ブッダの呼吸

うーん、ちょっと、正直言って難しいです。

なぜかと言うと、ブッダさんに会ったことないし。

ヨガも「これがヨガの呼吸です」と教わってないし、西洋なんか行ったこともないしね。

じゃ、独断でね、偏見あるよ。ぼくの感覚で言います。

まずブッダの呼吸。

「息」という字は自らの心と書いて息《いき》と読みます。

あなたの息は心の状態を表しています。

息を調《ととの》えて心を穏やかにやすらかにしましょう。

人の命は息のしかたで決まります。

生命を大切にするには呼吸を大切にしないとね。

呼吸は吐いて吸うんです。それも気持ちを込めてやるの。

息に気づきなさいよ、呼吸を大切にしなさいよ、ということがブッダさんの呼吸の背景にあると思うんです。

ブッダさん、お釈迦《しゃか》さま。ご承知のこととは思いますが、難行、苦

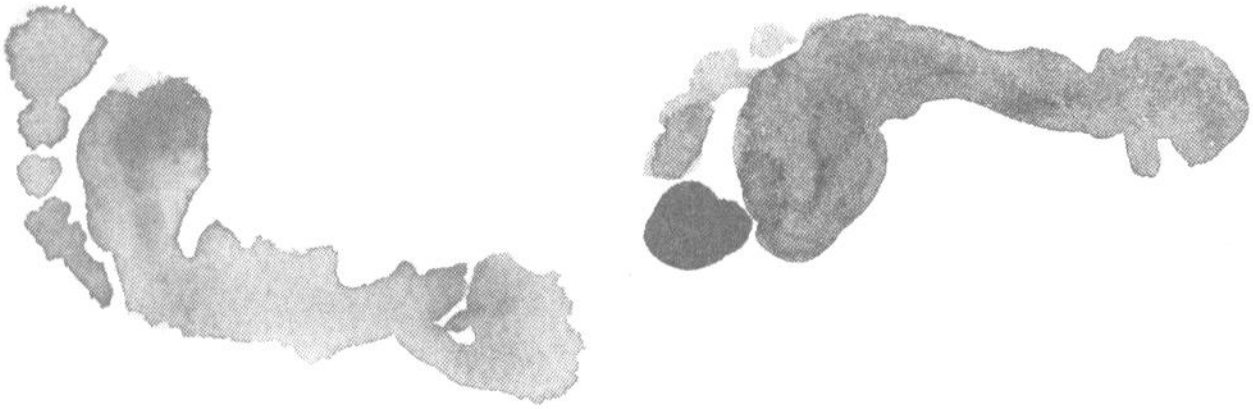

行をやったあげく、苦行するのをやめたあと悟った、と言い伝えられてます。実は難行、苦行をやっても悟れないと言ってるんです。

じゃーどうやったら悟れるのか。

ぼくは「息のしかたに目を向けなさい」と言ったのではないかと思います。

ブッダさんの呼吸で、もうひとつ大切なことがあります。

「足の裏」です。

ブッダさんは足の裏、土踏まずを意識してたのではないでしょうか。

中国の荘子さんも足の裏を重要視してますね。

「衆人はのどをもって呼吸する。哲人《てつじん》は背骨をもって呼吸する。真人《しんじん》は踵《かかと》をもって呼吸する」（荘子）

日本のお坊さん白隠禅師《はくいんぜんじ》も足の心と書いて「足心」という言葉を使っています。〝土踏まず〟を重要視してます。ほかにも達磨大師《だるまだいし》の胎息《たいそく》法なんてのもあります。

ヨガの呼吸

次にヨガの呼吸いきます。

ヨガは奥が深いと思います。

歴史があります。

からだを使って息をする訓練、もともとは修行ですね。土の中に何日も入っている修行とか、片足で立ったままとかいろいろあるようです。

極端なのは、息を止める訓練があります。「断食」ではなく「断息」です。

非常に危険です。

ジャック・マイヨールさん。

素もぐりの世界チャンピオンがいましたね。

ぼく、映画観たんです。友だちとプールの中でどっちが長く水の中にいられるか競ったんです。結果、水の中で意識を失っちゃったんです。

それを仲間が助けます。

人の気持ちは「修行的」になると、歯止めが効かなくなってとことん行っちゃう傾向があるようです。

ひょっとすると快感かも……？

ここのところをしっかり押さえておいてください。

（無茶をしてはいけません）

ジャックさんはヨガの呼吸で記録をつくりましたが、無敵の格闘家ヒクソン・グレイシーさんはトレーニングの中にこの呼吸を取り入れてます。どんな相手にでも、平常心で戦いに臨めるように心と精神の訓練をしてるようです。

ブッダさんも修行時代にヨガをやってますから、当然こういう呼吸もしてたんでしょうね。そのとき気づいたのが息のありがたさだったんじゃないかなと思います。

西洋の呼吸

そして西洋の呼吸ですね。

西洋の呼吸といえば深呼吸です。西洋の呼吸というのは、からだを動かすのが主体の息のしかたです。

呼吸法はいろいろです。

元気に生きるための健康法。道を究める修練。

人格を向上させる修行。

二十一世紀は心（精神）の時代です。心を調えるには吐いて吸う呼吸です。これでないと心は調えられません。

時代背景と文化に関連があるように思います。

質問 3

今の時代にはどの呼吸法がベストなのですか？

答え

どれもいいです

その人に合ったのが一番いいです。
その人に必要なのがベストです。
おすすめはブッダさんの呼吸です。
ヨガの呼吸も西洋の呼吸もいいんですよ。
だけどヨガの呼吸はやりすぎないようにね。
ぼくの加藤メソッドはブッダ流です。

質問 4

呼吸法はいつどんな場所でするのがいいのですか？
電車の中や喫茶店でしても有効なのでしょうか？

答え

大事なこと

食事一日に何回しますか？

普通の人は朝、昼、晩の三回食べるでしょ。好きな服あるとお店に買いに行くでしょ。外国に行きたい人はローンを組んででも行くでしょう。

一日食事をしなくても生きていられます。服を買わなくても、旅行に行かなくても命に別状ないですよね。

呼吸はね、止めたら死ぬんです。一巻の終わりなんです。食べることも、服買うことも、旅行もできないんです。

大事なことを言わせてください。

生命は呼吸に支配されてます。

このことをしっかり自覚してください。そうしたらいつやるか、どこでやるかわかってきますから。


基本的な考えを言いますね。健康も病気も夜つくられるんです。ですから健康になりたい人は寝る前にするといいです。気持ちよく寝

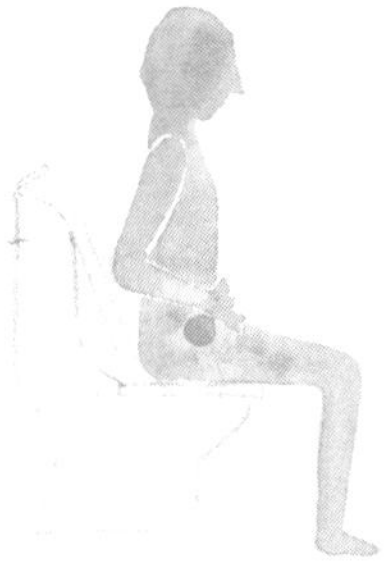

ることです。これ絶対ですから。

精神的な病、心の病をおもちの方はつねに呼吸を意識することです。

できるところで、できる長さで

ここ一番というときは集中力を高めリラックスする必要があります。呼吸をしてください。

仕事中や、勉強中、机に座った状態で、下っ腹を意識して、腹で吐くんです。吐くだけです。効きますよ。重要な会議のときなんかは状況の改善がはかれます。

食事の前もいいですよ。（食後一時間は避けてください）

電車の中、新幹線の中、飛行機の中、喫茶店、どこでも気がついたらやることです。

会社や喫茶店だったらトイレの中はおすすめです。けっこうきれいで居心地がいいところです。

歩きながらでもいいです。ふとんの中は楽でいいですよ。

そしてできるなら静かなところがいいです。

禅寺、湖畔のそば、樹木の下、自然なところです。

家の中では、静かで整理整頓《せいとん》されているところです。

時間のある人はまず五〜十分くらいから始めてみてください。時間に余裕がない人はもっと短くても大丈夫です。

どのくらいやらないといけない、というのはありません。

できるところで、できる長さでいいんです。

困ったとき、緊急のとき、切羽詰ったとき、人生の岐路に立ったときは、必ず一呼吸入れる。これです。

「継続は力」です。つづけることが大切です。

いいクセ（習慣）を身につけてください。

質問5

坐禅《ざぜん》のような座り方をしなければだめですか？
座ると足がしびれるので立ってしてはいけませんか？

答え

立ってやってもいいですよ

そうですね、座り方はどんな座り方でもいいですよ。ひざが悪い人、あぐらが組めない人、正座が苦手な人は、自分の座りやすい格好でいいんです。無理をしないでください。

坐禅のいいところは、姿勢が整う分、しゃんとして気持ちが引き締まるところ。凛《りん》となります。心身一如《しんしんいちにょ》になりやすいです。

坐禅の姿勢は長くつづけやすいですね。理想的ではあるんです。お坊さんが禅寺でやってる姿です。

最初は、鏡の前でやるといいですよ。姿勢が崩れてるかどうかわかりますから。

立ってやってもいいんです。気の修練法に「立禅《りつぜん》」といって立ってじーっとしてるのがあります。

それと同じような感じで、立ってやってもかまいません。足の位置を決めて、あまり動かないことです。

下半身がしっかりしてきます。安定感も出てきますよ。

質問 6

呼吸数は心拍数と同様に健康状態と関係していますか？

答え

深くて長い呼吸は健康のしるし

ぼくは関係してると思います。

「長息《ながいき》は長生《ながいき》」と言われるように、静かで深く長い呼吸は健康です。

落ち着いて穏やかなのも健康的ですね。

不健康な呼吸は速い呼吸、乱れてる呼吸です。

ここで言う速い呼吸、乱れてる呼吸は普段の呼吸のことです。

目いっぱい走ったり、動いたりして速くなった呼吸は健康なんですよ。

当然のことですが。

不健康な状態ですとどうしても、速くなる、乱れてくる、一瞬止まる、半呼吸などの呼吸になってくるんです。

不整脈っぽくなってくる人もいます。

自分で気がつかないうちに息のしかたが呼吸（こきゅう）から吸呼（きゅうこ）になってるんです。

気がついたときは健康な状態ではないんですね。

不健康な状態だとどうしても胸とか肩で息をします。

気が上がってる状態です。
その結果、息のしかたは速く浅く、呼吸数は多くなるということです。

答えは呼吸数は健康と関係がある、です。

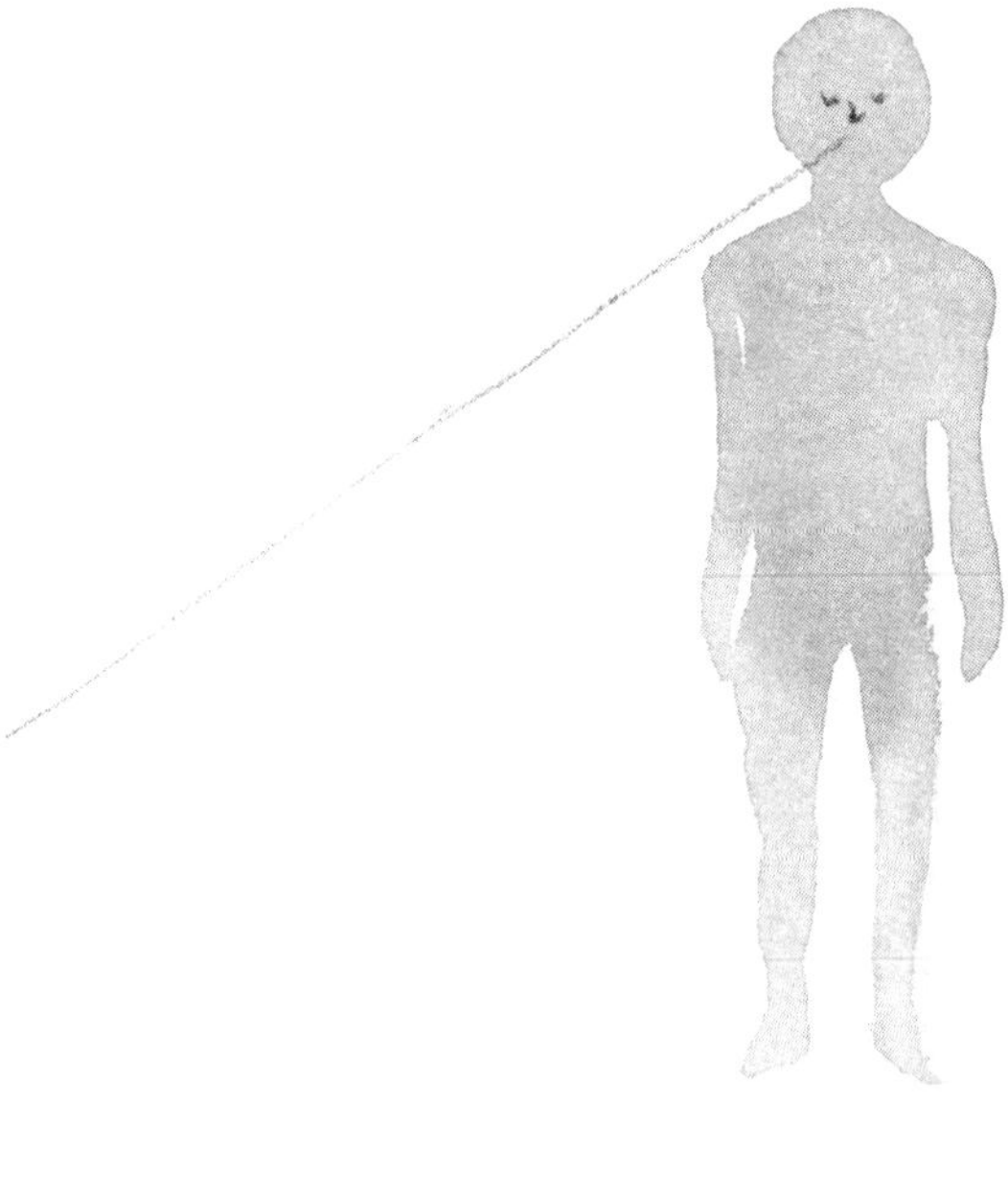

質問 7

理想的な呼吸数は一分間いくつですか？

答え

一生懸命やらないことです

アメリカのトランスパーソナル・セラピストで心身統合の理論と実践のパイオニアであるゲイ・ヘンドリックス博士の研究結果によると、次のようです。

◯普通の人の一分間の呼吸回数は平均十三回程度
◯女性は十四回〜十五回程度
◯男性は十二回〜十四回程度
◯専門家は十五回以上はストレス信号とみている

ヘンドリックス博士は世界的に著名で、「ノーマン・E・ジンバーグ賞」受賞のアンドルー・ワイル医学博士と友だちだそうです。博士の研究を参考にすれば、男性は十二回程度、女性は十三回程度。まあ、十回から十二〜十三回でいいんじゃないですか。もちろん十以下ならなおいいですけど。

あまり多くを求めないでその人が健康で生きられればいい、という軽い気持ちのほうがいいと思います。

理想はいくらと言っちゃうとそこに向けてがんばります。

それじゃまずいんです。一生懸命やっちゃだめです。

呼吸はがんばらないのがいいんです。

仏道の修行をしている人の中には、一分間一回か二回の人もいるようです。

静かで深く長い呼吸が理想ですから、無とか空とかの世界に入ってくると、一分間に一回です。

普段の呼吸が一分間一回ということですよ。

でも真似しちゃいけませんよ。

質問 8

忙しくて心が落ち着きません。
心から雑念を追い払うのに呼吸法は役に立ちますか？

答え

赤ちゃんの心になります

呼吸法は役に立つでしょうね。

さっきも呼吸の良さ、ちょっと言いましたよね。

腹が立ったり、不安になったときは、呼吸をして気持ちを落ち着けるんですよ。


透明なコップ（心）と濁ったコップ（心）の話をします。

心というものは生まれてきたときはだれでも透明です。純粋無垢《むく》な心です。わかりやすく言いますと「赤ちゃん」です。

赤ちゃんは無心な心の状態です。

赤ちゃんの心は本当の自分の心です。

「本心」「良心」と言ってもいい。

このことを加藤メソッドでは「透明なコップ」と呼んでます。

人間は、肉体が成長するように、心も成長していきます。

人は、いずれお母さんから離れて、社会で生活するようになります。

幼稚園、小学校・中学校と義務教育を受けて、高校に行って、大学に行って……。でも育ち方は一人ひとり違います。お母さんが亡くなってお父さんに育てられる人、お父さんがいなくて、お母さんに育てられる人、お父さんもお母さんも忙しくて、おばあさんに育てられる人、あるいは、ほかの人のところに預けられて成長する人、人さまざまです。それに暴力の生活の中で育てられた人もいれば、貧しい生活の中で育てられた人もいる。ずっと病弱で育った人もいます。

いろいろな成長過程があります。

育っていくなかでの体験、教育、環境などによって心の成長も違ってきます。何かの都合で純粋無垢な心が傷ついたり、心がやけどをしたりすると、心に大きなしこりとなって残ります。

また、そんなにひどくなくても、心にごみとか埃《ほこり》とかはつくものです。

心のごみ、埃が集まった状態も一人の自分です。

ごみ、埃が集まった状態の心を「濁った心」と言います。濁った状態で時間が経過すればするほど、コップの水は濁りを増していきます。
やがてヘドロとなり腐ってくるのです。
心が腐ったらにっちもさっちもいかなくなります。
このことをぼくは「濁ったコップ」と呼んでます。

心を見つめるレッスン

次のものを準備してください。
①透明なコップ二個
②インスタントコーヒーの粉
③だれもいない静かな場所

まず、自分の心の濁った部分を見つけます。
一番気になる言葉を探します。
不安、心配、恐れ、怒り……何かひとつ選びます。
（いっぱい思い当たる人は全部です）
ここから実際にやりますよ。

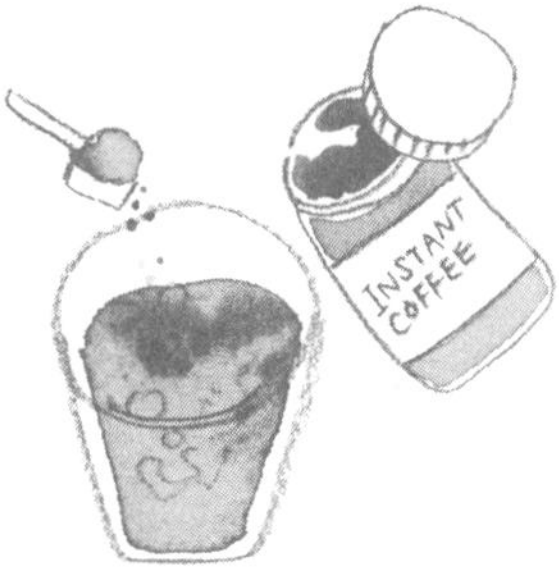

六分目くらい水を入れたコップを二つ、目の前に並べて置いてください。左側が透明な心、右が濁った心です。

左のコップをジーッと見つめます。これは生まれたときの自分の心です。

次に右のコップに目を移します。今は透明です。

では自分で決めた濁った言葉のひとつを思い出します。たとえば「不安」とします。不安は心のゴミですから、インスタントコーヒーを手にして粉を少し右のコップに落とします。少しです。

落とすと粉が水に溶けてきて、薄く色がついてきます。

（心が少し汚れてきたと思ってください）

不安が一年間続いたとします。一年分の不安の粉をコップに入れてください。一年分ですから、ドバッとです。コップの色が濃くなってきましたでしょ。どんどん濁ってきたんです。

あなたは今何歳ですか？　たとえば四十八歳としましょう。たとえばです。不安を二十五歳のときに感じて、その不安が消えない。二十三年間不安をつづけてる（とします）。

さっきは一年間でしたが今度は二十三年間です。

二十三年分の不安の粉をドバァッドバァッと入れてください。コップの中はどうなりましたか？　中はヘドロみたいになっていませんか？　これがあなたの心の中です。

これが濁ったコップ（心）なんです。

しばらく見つづけてください。

左のコップも、右のコップも、どちらも自分です。

どっちの自分を選びますか？

透明なコップを選びましたか？（普通の人はこっちですね）

決めたらやるだけです。呼吸をして心を浄化しましょう。


濁ったコップから透明なコップにするのが呼吸です。

濁って汚れた状態で生きると、苦しくて苦労が多い人生です。

透明だと楽で楽しい人生です。

苦しい状態から、楽しい状態にする。すなわち汚れた心をきれいに洗濯、浄化するということです。

心を浄化するのが呼吸の力

心を落ち着けたい、雑念をなくしたいと多くの人が思っています。お坊さん、修行者、経営者、科学者、スポーツ選手、おじいさん、おばあさん、あらゆる人が求めていると言っても、言いすぎではないと思います。

日本人だけでなく世界中の人が望んでることです。

落ち着かない心、雑念がいっぱいの頭、このような自分から脱却して、心が穏やか、やすらか、落ち着きがあり平常心の自分になれる。頭の中はすっきりさわやか。心も頭もすみきった青い空にするのが呼吸です。

あなたの要求を満たしてくれるのが呼吸なんですね。

心を浄化して、正しい心の使い方を身につけるのが呼吸の力です。

呼吸を身につけてください。

必ず役に立ちますから。

呼吸診断テスト Column 1

あなたに何かしらの呼吸法が必要かどうか判断するテストです。ゲイ・ヘンドリックス博士が考えたそうです。

一　呼吸は浅いほうですか？
二　呼吸が充分ではないように感じることがよくありますか？
三　よくため息をつきますか？
四　呼吸を胸の上部で行っていますか？
五　深呼吸をすると胸がふくらみますか？
六　疲れやすかったり、寝起きがだるかったりしますか？
七　胃や胸のあたりに軽いむかつき、あるいは強烈な吐き気を感じることがありますか？
八　午後に頭痛（軽度のものもふくめて）に襲われることがよくありますか？
九　筋肉が緊張しやすく、触れると痛んだりしますか？
十　胸のあたりが苦しくなったり、思わず息がつまるような鋭い痛みが走ったりすることがありますか？
十一　頻繁に息切れするほうですか？
十二　静かにしているとき、一分間の呼吸数は十五回以上ですか？

『〈気づき〉の呼吸法』ゲイ・ヘンドリックス著・上野圭一監修・鈴木純子訳（春秋社）より一部変更

質問にひとつでも「はい」と答えた人は呼吸法が必要です。三つ以上「はい」がある人は呼吸法をするとだいぶからだが楽になるはずです。

第2章

宇宙と気

The Cosmos and Qi

呼吸をすると
宇宙を感じるんです。
宇宙は透明なんです。
闇なんです。
闇と一体になると
心地いいんです。

質問 9

自然の中でいい空気を胸いっぱい吸い込むと、
宇宙のエネルギーをもらったようでいい気持ちです。
そんなとき息を吐くと、
なんだかそのエネルギーを捨ててしまうような気がします。
それでも吸うより吐くほうが大事ですか？

答え

宇宙の法則に従いましょう

「自然の中でいい空気を胸いっぱい吸い込むと、宇宙のエネルギーをもらったようでいい気持ち」

それは本当です。

酸素の中に気があるのではなく、気の中に酸素があります。

気という生命エネルギーが空気中に遍満してるからです。

宇宙のエネルギーのひとつである生命エネルギーを分量多くからだに取り入れると、からだの一つひとつの細胞が喜ぶようです。そして心は気持ちいいと感じるようです。

空気のいい山、海、とくに聖地では格別です。

ここまでは正常です。

「吐くと、なんだかそのエネルギーを捨ててしまうような気がします」

これはあなたの神経、感覚がずれています。はっきり言わせていただきますと、欲が深いです。

吐くということは、「出す」ことです。捨てるということにつながります。心の汚れを出す、執着を捨てるということです。

「吸う」は、「ためる」「独り占めにする」「執着する」。

一方の「吐く」は「執着を取り払う」「心を浄化する」。

吸うより吐くほうが大事ということはそういうことです。

呼吸を通して宇宙エネルギーを取り入れると、人間は気持ちよくなるようになってますね。

人間は、我（エゴ）を捨てるのがこの世（地球）での修行です。

呼吸という機能は吐いたら吐いただけ入ってくるようになってます。

損はしません。大事なのは、宇宙の真理というのがあって、その真理に準じるのが呼吸だということです。

その真理とは、いろいろな法則のことです。

そのひとつは「循環の法則」です。

「出したものしか入ってこない」

きわめて簡単です。

宇宙の真理に逆らうと痛い目にあいますから、法則どおり出して素直に受け入れるほうが得です。

空っぽにしましょう

吐くということは、空っぽにすることにつながります。

空っぽは、「空」「無」の世界です。

心を空っぽにしてシンプルに生きるという意味です。

空っぽにして生きると楽なんです。

吐いてください。

出し惜しみしないで思い切って吐ききってください。

吐ききった分量だけ入ってきます。

この感覚を養ってください。この感覚です。

ですから、吐くとなんだかエネルギーを捨ててしまったような気がする、という感覚から、出し惜しみしないで吐ききる感覚にきりかえてください。

今後は間違っても吐いたら損だと思わないでくださいね。

よろしくお願いいたします。あなたの幸せのためですからね。

質問10

人間や動物は呼吸しますけど、動物にも気があるのですか？
魚のように水中で生きている生物にも？

答え

はい

この地球上に生きる生き物はすべて生命エネルギー（気）があるから、生命として生きています。

質問 11

意気、景気、空気、天気、雰囲気、元気……

私たちは「気」のつく言葉をふだん〈気づかずに〉〈気楽に〉

たくさん使ってます。

これも気功でいう「気」と関係があるのでしょうか?

答え

気はエネルギーです

どうなんでしょうかね？

いろいろな言葉に確かに「気」がくっついてますね。

気功でいう「気」は、インドではプラーナ、中国ではチィ、日本ではキといってます。英語などにもquiという言葉が使われるようになってます。

この気はどこにあるのか？

気の前に空をくっつけると空気という言葉です。気は空気中に遍満してます。

気はエネルギーです。波動です。

意気（心意気がある）、景気（好景気）、雰囲気（いい雰囲気）、元気（元気がいい）波動でいえば、こういう言葉は明るく勢いがあります。細かくて、高い波動です。

逆に意気消沈、不景気、病気、悪い雰囲気は荒く、低い波動です。

人の気持ち、気分と多分に関係しているようです。いい空気、悪い空気も同じようです。

コインの表と裏、両方があってコインの役目をするように、人間の心も同様です。健康な人を元気といいますよね。この気は、空気の気です。宇宙のエネルギーです。

健康でない人は病気といいます。

病の気は何なんでしょう？

人間の心気の気です。

人間の心の汚れ、ごみです。濁ったエネルギーです。これは宇宙のエネルギーとは違います。

気功の気は、よく健康になるために使われますよね。中国では特にです。生活の一部に気功が入ってます。整体師、鍼灸師《しんきゅうし》も気を使ってます。マッサージもですかね。元気な人の気を病気の人に注入して治療するやり方です。患部に手を当てて治していました。

ずっと前の体験ですが、弟が腕を痛がってたとき、母が弟の患部に手を当てていたことがあります「手当て」です。しばらく当ててたら、痛くて動かなかった腕が動くようになりました。エネルギーを使って治癒したのだと気がつきました。

気は宇宙の波動

もうひとつ子どものころの話です。

母によくお灸《きゅう》をすえられました。母がぼくの背中に馬乗りになって動かないようにして、背中の上から下、数か所にです。下に行くほど熱いです。経絡《けいらく》のつぼにお灸をして気血の流れを活発にして、丈夫な子どもに育ててくれたのだと思います。


人間が健康になる、元気になるための生活の知恵が、

「宇宙のエネルギーを使うこと」

であることは間違いありませんね。

気功の世界では、息を吐くことを呼気といい、息を吸うことを吸気といいます。吐く息にのせて、からだの不純物を出していきます。

もちろん目に見えない心の濁った感情も、吐く息にのせて運んでいきます。

こういう点から考えると気と気功の気は関係ありますよね。

昔の人は気のエネルギーが自然界の現象から、人間の精神、健康に

いたるまですべて関係していることを知ってたようですね。
気は生命エネルギーです。
宇宙の意識と情報をもった波動です。
宇宙の微細な波動を取り入れると、自分の粗い波動が細かくなるようです。

質問 12

「気」が見えると言う人がいますが、
「気」も光や電波やX線のような
電磁波の一種なのでしょうか？

答え

大切なことは見ることではありません

「気」が見える人、いると思います。気の一部でしょうけど。たとえば手の指先から気が出てるんです。部屋を薄暗くして、黒いカーテンのそばに行って手の指先を見ると、ボーッとしたもやみたいなものが確かに見えるんです。癇癪《かんしゃく》もちの人は、手の爪のところから糸みたいになって出てるのが見えます。

魂のレベルが高い人は、後光（オーラ）がさしています。これが見える人がいます。

見えたからってどうってことないです。

気というエネルギーを活かすことが大事なんです。

役に立たないのはよくありません。

困ってる人を支えてください。

勇気を与えてあげてください。

社会の役に立つことです。

地域の役に立つことです。

職場の役に立つことです。

家族の役に立つことです。

余計なことですが……。

ブッダさんは、衆生《しゅじょう》を救ったそうですよ。

気は健康になるが電磁波は病気になる

「気は光や電波やX線のような電磁波の一種なのか」

それを知っても、生活するうえで何の役にも立たないと思うけど……。人間の好奇心、知りたい欲求は大事ですよね。でもこんなこと一般の人は知らないし、科学者だって知らないと思うけどね。

宇宙飛行士がカプセルの中で、仲間と仕事をしてるとき、相手の考えてることがわかるという記事を読んだことがあります。（記憶では）気は潜在意識、魂の一部とつながっているようです。（ぼくの独断と偏見です）

気と電磁波の違いは何でしょうね。

宇宙の気をからだに取り入れると人間は健康になります。ですが強烈な電磁波を浴びると人は病気になります。女性は妊娠中に電磁波を受けると胎児によくありません。

こういうことから言えば、気と電磁波とはちょっと違うものだなという認識をもってます。

質問13

「気」はどこで生まれるのですか?
それとも、もともとあるものですか?

答え

ずーっと昔の話です

何ですって？（笑）　そんなこと知ってるわけないじゃないですか。
気はどこで生まれるかって？　そんなこと知ってるわけないじゃないですか。

ぼくわからないから、守護霊さんに助けてもらいましょう。ぼくには守護霊と呼ぶしかない存在がいるんです、それを信じてるんです。宇宙には創造主さんがいるようです。創造主さんが人間、動物、植物、鉱物をつくったといわれています。

科学者のだれでしたっけ……、スティーブン・ホーキングさん？　ジョージ・ガモフさん？　たしかカモフさんだったと思いますが、ビッグバンにより宇宙が誕生したということを言ってたようです……。

ですから、ずーっとずーっと昔、昔に気も生まれたんじゃないですか。

中国では古代から、

「宇宙のすべてのものはあるものからなり、一切はあるものによって動かされている。そのあるものを気という」と言われています。

この「あるもの」とは情報と意識をもった宇宙エネルギーではないかと思っています。気は人間が宇宙とつながる架け橋ですね。

人間は神の子といわれます。神の波動を共有するのが気の役割かもしれませんね。気も地球誕生、原初のとき生まれたのかも……。

あまり難しいこと訊かないでね。

質問 14

気を感じて、気をわかるようになるには、
どんなことをすればいいのですか？

答え

左脳の働きを止める

左脳を働かせるのをやめるとわかります。

神経系統が正常に機能するとわかります。

感覚を使って素直に感じようとするとわかります。

大事なことは生命エネルギー（気）を活用することですから、「わかったから偉くなった」ということではありません。

質問 15

気には気柱《きばしら》があるって加藤さんはおっしゃいますが、
それはどういうことですか。
目で見られるものなら見てみたいと思います。

答え

気柱は天空に向かうエネルギー
心柱はからだの中のエネルギー

そうですねぇ。ちょっとわかりにくいかもしれないですけど、気には気柱があります。

目には見えにくいんですがはっきりとあります。

伊勢神宮に気柱の見える場所があるんです。そこからは天空に向かってエネルギーが通っています。

この天空とつながっている道を気柱とぼくは呼んでいます。

ですが見えたからって偉くありません。どうってことないんです。

ただひとつ言えることはですね、この気柱が見えたり感じたりすることができると、自分のからだの中にこの気柱と似たようなエネルギーの通る道をつくることができるんです。

このからだの中のエネルギーの通る道をぼくは心柱《しんばしら》と呼んでます。

心柱がからだに通りますと健康体になります。

元気で明るく生きていけます。

そうそう、心柱が立つと姿勢がよくなりますよ、気持ちがしゃんとしますね。見た目が美しいです。

気柱の見方

気柱の見方をお教えします。

頭の中を空っぽにしてですね、自然に見るだけです。

気の発する場所と空の間、空間を見るということです。

気柱に焦点を合わせるのではなく、気柱と自分の目の中間、あるいは気柱のちょっと手前に焦点をあてて見るのがコツです。

これを「オープン・フォーカス」と呼んでいます。

この感覚を身につける方法があります。割り箸を一本用意します。

割り箸の端を口にくわえ、右の人差し指と親指で箸をはさみます。

目の焦点を合わせる場所は、はさんだ人差し指のところです。

ここに焦点を合わせた状態で、割り箸の先端を見るんです。

先端が二本に見える。一本の割り箸が二本に見える。

このことをオープン・フォーカスの状態と呼びます。この感覚です。

はさんだ人差し指と親指を手前に引き寄せたり、先端に近づけたりして二本に見えるところを見つけてください。
この感じで、空を見てると気柱が見えてきます。
目はしっかりと開くのではなく、軽く開いている感じです。
まあ、やってみてください。
気柱はからだにいいです。
伊勢神宮は個人ではなく日本国を守る神社ですから気柱も大きいです。

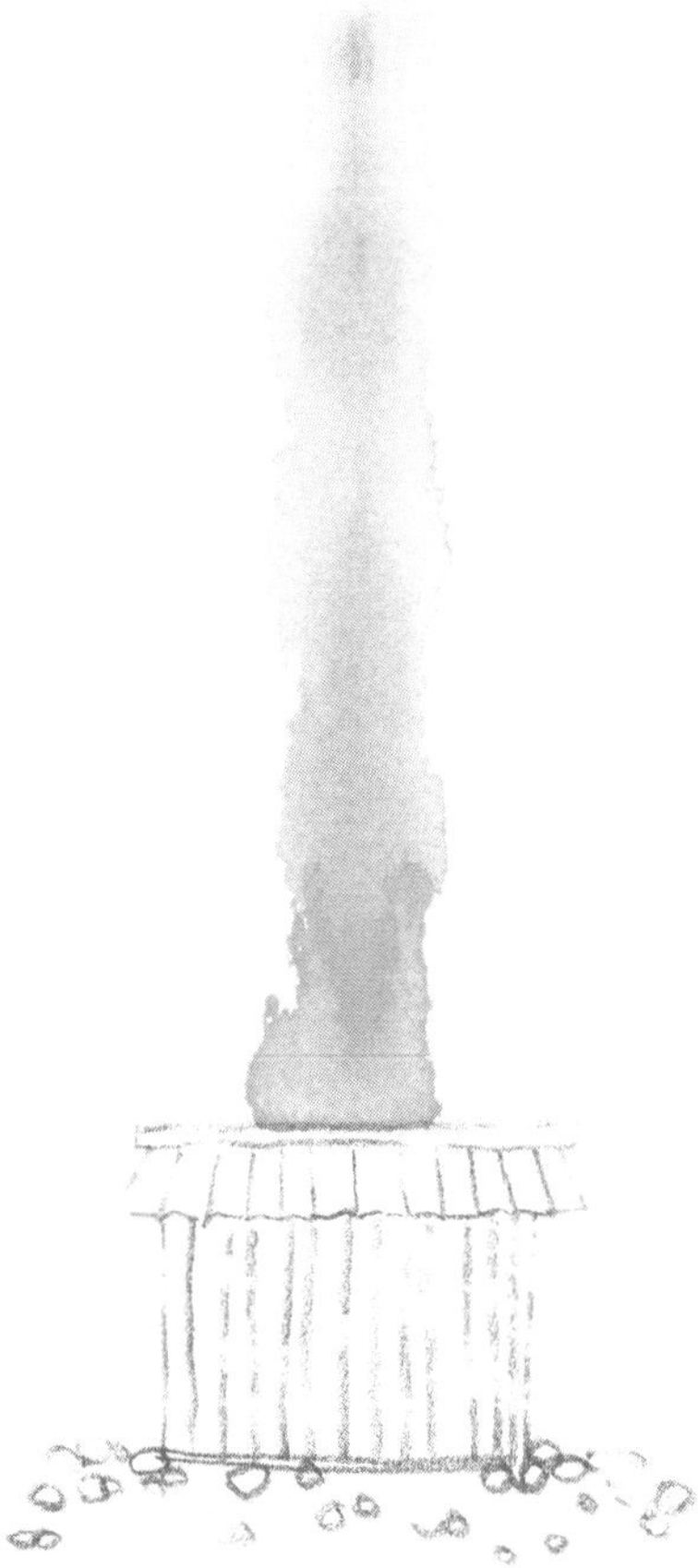

質問16

大げさなものではなく、
身近に「気」を感じてみたいのですが、方法はありますか。

答え

さくらの木を感じる、見る

そうですね、ひとつやり方をお教えします。
日本には四季があって、春にはさくらの花が咲きますね。
きれいですよね。さくらは日本を代表する花です。
春になったらみんなお花見します。
ですが、気の世界では、花ではなく木の根っこを見るんです。
土の中で四方八方に根を張ってるところを見るんです。
目の、
耳の、
匂いの、
舌の、
からだの、
そして気持ちの焦点を土の中にあてていると、
土の中にある生命のエネルギーがうごめいているのが感じられるんです。これが気です。目の焦点を合わせるのが、最初はやりやすいと思います。

お花見ではさくらの木の下に座って、重箱ひろげておいしいもの食べながら、お酒を飲むでしょ。

人間のからだは無意識に、自然の中から「気」という生命エネルギーを吸収してるんです。

このことを無意識にではなく、意識的、意図的に意志をもってするといいんです。

土の中に気持ちを向ける。カメラでピントを合わせるように焦点を合わせます。

イメージしてもわかります

難しいですか？

じゃ、さくらの木の下に立ってください。

根がいっぱい張っているところ。軽く目を閉じて、足の裏を意識してください。

そして土の中にさくらがしっかりと根を張っていると思ってください。根は、しっかりと土の中から養分を吸って、大きく成長したさ

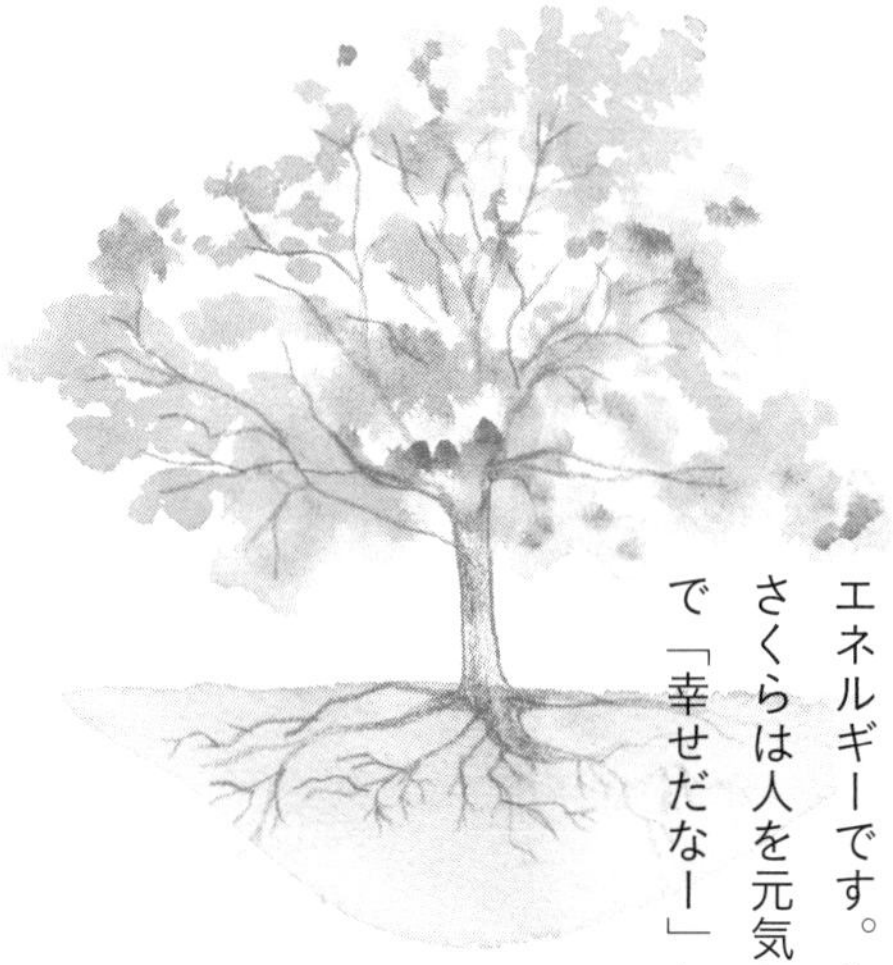

くらの木を支えていると思ってください。

美しい花を咲かせているさくらの木は、立派な根をもっているんだ。

「立派だなー」と思うんです。

ただそう思うだけです。イメージするんです。

そうしてると足の裏から何かを感じ取ることができます。慣れてくるとはっきりとわかります。

これが気です。

エネルギーです。生命エネルギーです。

さくらは人を元気にしてくれるんです。春が来たらさくらの木の下で「幸せだなー」と感じてください。

ひとついいことを書きます。

宇宙はスピードが大好きです。

第六感が働いたら、すぐ行動に起こすこと。言い方を変えると、直観、ひらめきが浮かんだらすぐ行動を起こすといいですよ。

母が亡くなるときの体験です。

遠く離れたところで生活してる母から呼ばれました。

虫の知らせというか、胸騒ぎがして、すぐ母のところに飛んでいきました。お金がないので仕事をつくって会社のお金で行ったんです。

母は広島の吉名という町にある老人施設に入っていました。丘の上に建物があり海が見えるとても素敵なところです。

一年に二、三回お見舞いに行っていました。

三月にお見舞いに行ったときは、すごく元気でした。

五月の終わりごろでした、胸騒ぎがするんです。

何かなー？　何でだろー？

心臓は悪くないし、家庭も安定してるし、仕事は文句ないしと思ってるとき、「お母ちゃんだ……。お母ちゃんが呼んでる」と直感的に思ったんです。

電話があったわけでもないのに、お母ちゃんが、「としろうや、お母さんのところに顔をだしなさい」と言ってると思ったんです。

宇宙のスピードに乗っかると、宇宙が味方をしてくれるんです。宇宙は智慧を貸して助けてくれます。

そのときは現実として、お金がなかったんです。五月の連休でお金を使ったので手持ちがなくて、とっさに考えたのが「仕事で広島に行け」です。広島の子会社に電話して明日行くからと言って仕事をつくりました。向こうは何事かと心配してたようです。

ＪＡＬの１６０１便六時五十五分羽田発に乗って子会社に行って、役員とちょこっと話してすぐ母のところに飛んでいきました。

お昼の二時ごろ母のいる施設に到着して、すぐ部屋に行きました。母は寝ていました。ぼくが部屋に入ったら、「としろうちゃんか」と母が声をかけてきたんです（連絡も何もしてないんですよ）。ぼくだとわからないのに

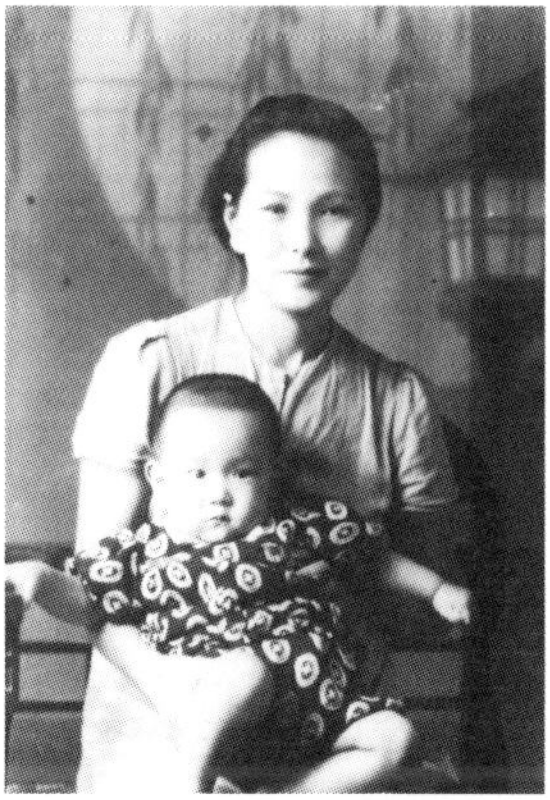

「としろうちゃんか」ともう一度言うんです。ぼくが「お母ちゃんが呼んでる」と感じたように、お母ちゃんも「ぼくが来る」のを知っていたんです。

三十分くらい母と話をして、じゃー帰るからと言って東京に帰りました。お母ちゃんの顔はとてもすっきりしてて晴れやかでした。ぼくもホッとしたのを覚えてます。

別れるとき、なぜか母が亡くなると感じたんです。亡くなると感じても悲しくありませんでした。お母ちゃんが安心して魂の故郷に帰るんだと思ってるからです。

次の日、東京のぼくのところに広島に住んでる弟から電話がきました。母が危篤だから……と弟が言ったとき、ぼくは「知ってるよ、昨日お母ちゃんと会ったから」と答えました。

「あー、やっぱりなー」

夕方、母が亡くなったと連絡が入りました。すぐ、広島に行きました。祭壇の前、母の遺体が棺桶の中に入っていました。

祭壇の部屋の入り口に立って、ぼーっとしてたら母のからだから白っぽいような塊がすーっと上にあがっていったように見えたんです。魂が抜けたのかと思いました。錯覚かもしれません。母が今回もまた待っててくれたんだと思ってます。

直観を信じてすぐ帰ったおかげで母との地上での別れを交わすことができたのです。すべてが都合よくうまくいったのです。

母はこの世にはいませんが、今も意識で交信してます。

きっと、宇宙が協力してくださったものと信じてます。

宇宙はスピードを喜ぶようです。

第3章

意識と気づき

Consciousness and Awareness

気づきは人生の運命を決める
重要な羅針盤です。
人間が成長するには、
気づきが必要なんです。
意識とは目が覚めているときに
考えていること、
思い、想像のこと。
気づきとは魂のことなんです。

質問 17

ふだんは何も意識せずに息をしていますが、
呼吸法では意識して呼吸します。
意識するしないでどんな違いがあるのですか？

答え

呼吸を意識することは
心を意識すること

とてもいい質問です。

はっきり言って、月とスッポンくらい違います。

健康も運命も意識で決まります。

意識はあなたの人生の羅針盤なんです。

ぼくの呼吸は意識がとても重要。

さっき透明のコップと濁ったコップの話をしましたね。意識して呼吸するのは心のクリーニング、心の汚れを取るのが目的です。呼吸することで透明なコップ（心）になるんです。

言葉にしてみますね。

◯透明なコップ（心）の言葉
　良心の心
　感謝の心
　慈悲の心

愛の心
謙虚な心
穏やかでやすらかな心
落ち着いている心

○濁ったコップ（心）の言葉
自分さえよければいい心
不安な心
心配な心
怒りの心
恐れの心
ぐちを言う心
泣き言を言う心
憎しみの心
ねたみの心

人間はこの二つの心をもっていて、そのときの都合で行ったり来た

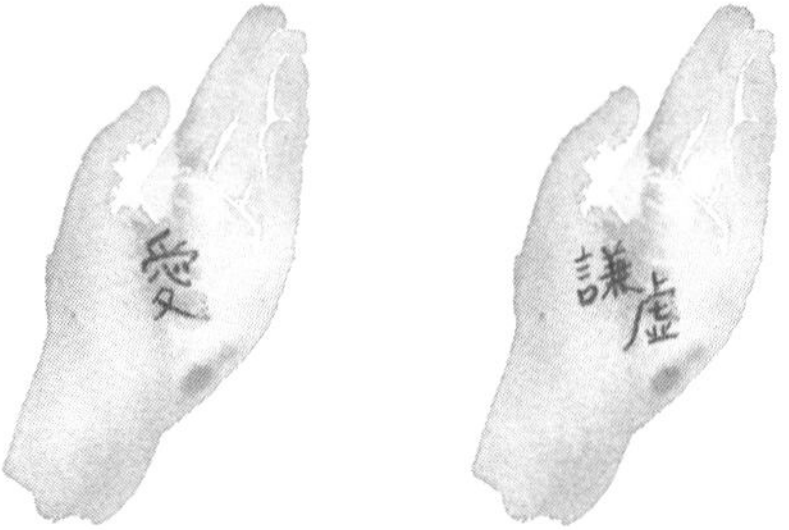

りします。心の状態は息（呼吸）に表れますから、呼吸を意識するということは、自分の心を意識することになります。

透明なコップを「意識する」やり方をお教えしますね。

自分が気に入ってる言葉を紙に書いて、目につくところに貼るんです。透明なコップの言葉ですよ。便所、天井、壁、いたるところに貼ってからだに叩き込むんです。もちろん手帳に書いて毎日見ます。朝、昼、晩、寝る前。気がついたら見て、インプットするんです。

極めつきを教えますよ。手のひらに書くんです。

ぼくの例で言いますとね、傲慢《ごうまん》な心を改善するために手のひらに「謙虚」と書いてるんです。気持ちが萎えるたびにすぐ手のひらを見るんです。三六五日つづけるんです。すると少しずつ、少しずつ慣れてくるんです。ぼくも発展途上ですから、今は少し進化して「十倍の謙虚心」と書いてます。

これくらいで改善できないときは、おなかに書くんです。「十倍の謙虚心」と書いて仕事するんです。風呂に入って消えたら、また書いて寝るんです。これは効果出ますよ。

質問18

意識を集中するにはどうすればいいのですか？

答え

心をひとつにすることです

なかなか鋭い質問ですね。簡単ではないです。

難しい人には非常に難しいですよ。

なぜ難しいかと言いますと、勝手にやっちゃうんですよ。

その人の勝手で、自己中心に、あーでもない、こーでもない、と頭の中で自分のやりたいようにです。

その人の左脳が活発に働いちゃってんです。

左脳の働きが後退したとき、集中が出始めるんです。ここんとこすごく大事ですから、しっかり押さえてくださいね。

加藤流でいきますよ。「一心集中」です。

心をひとつにすることです。気持ちをひとつにすること。

——これだけじゃわからないよね。

（本当はこれだけなんだけど）

もっと具体的にわかりやすく説明します。

ぼくの呼吸のレッスンでは次のように言ってます。

意識は心です。
まずは意識を向けることを学びましょう。
意識を向けるとは、心を向けることです。
気持ちを向けることです。

つぎに、焦点を合わせましょう。
焦点を合わせるとは、対象をひとつにすることです。
そしてそのことだけを思うんです。

自分の自然な呼吸に意識を向けてください。
呼吸に焦点を合わせてください。
心を呼吸に向けてください。
呼吸とひとつになってください。

意識をきりかえてください。
吐くほうにきりかえてください。
吐くほうだけに意識を集中しましょう。

吸うほうはほっぽらかしましょう。

頭の中に何か浮かんでも、なくそうとしないでください。

ほっといてください。やるのはひとつだけ、吐くほうに焦点を合わせるだけです。


まずこれを繰り返します。このやり方に〝慣れる〟ことです。

焦点を合わせて、気持ちを対象に絞ることに慣れてください。

自転車に乗れない人が、自転車に乗ろうと思ったら、まずやることは自転車にまたがることですよね。頭でいくら考えていても乗れませんよね。そして最初は、転びます。だれでも転ぶんです。転びながらだんだん自転車に慣れてくるんです。自然とです。

早く慣れる人、慣れるまで時間がかかる人、いろいろですが、あきらめないでつづければ、だれでもやがて自転車に慣れて乗れるようになるでしょ。

一度乗れれば、あとはずっといくつになっても乗れますよね。


これと同じです。慣れればいいだけです。

質問19

腹が立ったり、不安になったりしたとき、
気持ちを静めようと思ってもうまくいきません。
気持ちをきりかえるにはどうすればいいのでしょう？

答え

抜け出すきっかけを自分の中にもちましょう

多くの方は、うまくいきません。

ぼくも最初はうまくいきませんでした。

昔ね、瞬間湯沸かし器って言われてました。すぐカーッとなり、切れるんです。すぐ切れてました。若いときはグレてましたから……。

腹が立つの得意だったみたいです。

こういう性格だと、仕事も人間関係もうまくいきません。長い間ずっとひとりで気にしてました。（本当の話です）

何でこうなるのか……？

これじゃまずいと気がついているんだけど、すぐには直らない。なんとかしたかったんです。

そういうとき、まだ母が生きていた頃ですが、母からの手紙を見つけたんです。読み返していたら、別にどうという内容じゃないんですけど、母の気持ちがわかってきて、ぼくは母に守られているんだなって思ったんです。

母に対する感謝の気持ちが起きたんです。

それからです。毎日、手のひらに「感謝」って書いて仕事に行ってました。

仕事しながらときどき手のひらの「感謝」という字を見て、自分に言い聞かせました。お母ちゃんがぼくを守ってくれてるから必ずよくなる。カッとなると、左手を見るんです。「感謝」という字がぱっと目に飛び込んできます。お母ちゃんがぼくのそばにいる。これを繰り返しました。三六五日です。（今でもときどきやってます）

こうして気持ちをきりかえる基礎をつくりました。

これは簡単なことではないんです。

でももっと気軽に、沈んだ気持ちを明るくきりかえるやり方があります。心配、不安から抜け出すきっかけを自分の中にもつんです。ぼくの場合は「母の手紙」でしたけど、だれにでもそれは作れるんです。

自分の気持ちを軽く楽しく明るくする言葉です。

ぼくがやってる秋田のレッスンではね、「湯たんぽのふくろ」、「猫」、

「植物の葉っぱ」、「イチゴ」、「水（田沢湖）」などなど。いろいろ出ましたよ。

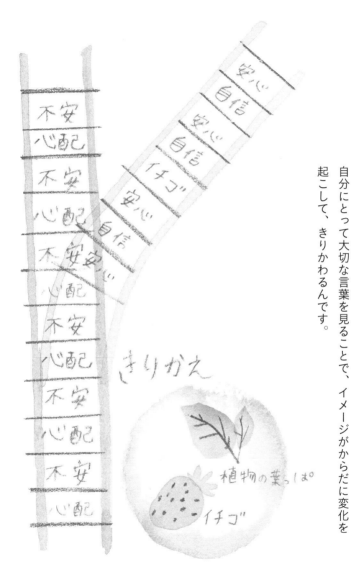

自分にとって大切な言葉を見ることで、イメージがからだに変化を起こして、きりかわるんです。

質問 20

加藤さんは気づきということをよくおっしゃいますが、呼吸と気づきと、どういう関係があるのですか。あまり結びつかないような気がするのですが。

答え

気づきとは学ぶこと

加藤メソッドの考えを少し書きます。

「人はなぜ生まれたのか」

「自分のミッション（使命）は何か」

「心とは何か」

気づきは、このようなことを教えてくれる道具です。

新しい生き方を学ぶ知恵袋だと思います。

そういう意味で言いますと、気づきとは学ぶことですね。

教わるのではなく学ぶということです。

多くの人は、本当の生き方とは何か、本当に幸せな生き方とはどういう生き方なのかということに、気づいていません。見せかけの小さな幸せを求めてしまいがちです。

ぼくは本当の幸せは、心が豊かになり、魂が喜ぶ世界だと思うんです。


足りることを知って生きる。

愛のある精神で生きる。
調和の心で生きる。
誠の心意気で生きる。

魂は、エネルギー体ですから物質をあまり求めません。足りることを知ってますから。

悩みや苦しみのない人生を送るための、明るい見通しを立ててくれるのが気づきなんです。

悩みからの解放、苦しみからの解脱《げだつ》は「気づき」さんが知ってますね。

そして気づきは、前に進むのが条件です。進化する。成長するということと同じなんです。だけど人は成長の前に、退化することがあります。

それは気づきへの前段階です。

退化を繰り返しますといつか気づきます。痛い目にあうと気づきやすいです。

人間は、前に進むだけではないのです。前進したり後退したりして、成長していくと思っています。

呼吸をすると、気づきやすくなります

気づきと呼吸とどういう関係があるのか――。
呼吸をすることで気づきやすくなるんです。
ささやかなことに気づいていって、だんだん大きなことに気づいていきます。
いきなりじゃないんです。
だんだんとです。

具体的に「足を地につける呼吸」で練習してみましょう。
楽な姿勢で立ってください。
足幅は、自分が立って安定する幅です。
では行きますよ。呼吸前です。
足の裏に意識を向けてください。

そして足の裏に意識を集中してください。

足の裏を感じてください。

足の裏を意識してないときは、足の裏で何も感じませんが、足の裏を意識すると何かを感じるでしょう。

（普通は人間ならだれでも感じます）

わかりにくい人は次のことをやってください。

足の裏の皮一枚を意識します。

足の裏から、皮一枚内側を意識してください。

今度は感じたでしょう。

では呼吸をします。あなたの感じてる「感じ」を大事にして、その「感じ」を保ったまま、足の裏で吐きます。（ただそう思うだけです）
足の裏で吸います。（ただそう思うだけです）
足の裏で吐く。（ただそう思うだけです）
足の裏で吸う。（ただそう思うだけです）
足の裏で吐く。（ただそう思うだけです）
これを繰り返してください。一分でも二分でもいいです。

次行きますよ。

今度は、地球の中心を意識します。足の裏と地球の中心とでキャッチボールする感じです。では行きます。

吐くとき、足の裏から地球の中心に向けて吐きます。（ただそう思うだけです）

吸うとき、地球の中心から足の裏に吸います。（ただそう思うだけです）

吐くとき、足の裏から地球の中心に向けて吐きます。（ただそう思うだけです）

吸うとき、地球の中心のエネルギーを足の裏に吸い込みます。（ただそう思うだけです）

これを繰り返します。一分でいいです。

はい、ＯＫです。

では、あなたで検証です。呼吸の前と後のわずかな違い、小さな変化を意識して言葉にしてみてください。

変化がわかりましたか？

足の裏の感覚の違い、地球を意識したときと、しなかったときのからだの中の感覚の違い。

この違いがわかることを「気づき」と言っているんです。

ほんのちょっとしたこと、些細《ささい》な変化でもその「違う」ということを感じることが大切です。

小さな「違い」を感じているということは、すごく繊細なことに「気づいている」ということです。

ですからその「感じ」を大切にしてください。その「感じ」をはっきり意識できるようになったら、気づいて前進、成長しているということです。

気持ちを込めて、吐くほうに専念していると心は落ち着いて、穏やかになっていきます。

この心の変化も気づきです。

呼吸によって心が透明になっているときの気づきと、濁ったままのときの気づきとでは、気づきの深さが違うんです。

焦点を合わせる Column 3

「焦点」という言葉、難しいですね。わかったような、わからないような感じがあります。写真をやる人は、「ピントを合わせる」ということを言います。

ピントを合わせることが焦点を合わせるということです。

たとえば花子さんのお見合い写真を撮る場合ですね。きれいなお花の横で写すとします。カメラのレンズの中には花子さんときれいなお花が写っています。

花子さんの顔にピントを合わせて焦点を動かすと、顔がぼやけたり、はっきり見えたりします。花子さんの顔が一番はっきりした一点がピントが合ったところです。ピントが合った一点が焦点が合ったところです。

写真でいうと一番はっきり見える一点を見つけることをいいますね。

簡単なカメラでは、花子さんの顔を真ん中にもってくるだけです。

間違ってもきれいなお花を真ん中にもってきてはいけません。

当然のことですが。

この場合は焦点が合っていないということです。

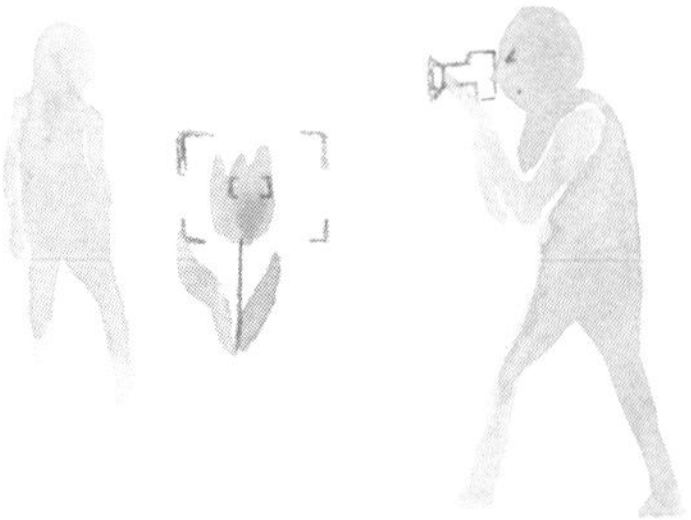

意識の向け方（集中）のトレーニングです。参考にしてください。

準備

一　黄色の画用紙（B4くらいの大きさ）

二　その黄色の画用紙を二メートル（だいたいです）先に置き、立てかけます。

では始めますよ。

目の前にある黄色の画用紙を見つめます。

・焦点を黄色の画用紙に合わせてください。

・気持ちを落ち着けてただ一点（画用紙）を見つめます。

これだけです。おすすめします。

呼吸を意識する、心を意識するということは、集中するということなんです。焦点を合わせて集中する。かっこよく言うと「一心集中」です。意識することで集中力を養います。

呼吸に焦点を合わせて集中するということです。

間違えやすいのは「一点集中」ではないんです。心は広がっているんです。心がオープンのとき、初めて集中しているんです。対象に「溶け込む」と言ってもいいんです。

すると人間はだれでも心が浄化される方向に行くんです。

息の吐くほうに意識をきりかえて集中するとさらに浄化が進みます。意識することで心の汚れがとれます。意識というエネルギーが心の浄化作用を起こすのです。

もうひとつ方法があります。

透明なコップ（心）の波動を心の奥に入れることです。

わかりやすく言いますと、感謝の波動を受け入れるのです。

重要なフレーズだと思います。

呼吸に焦点を合わせ集中した状態で、よい言葉、よいことを繰り返すんです。繰り返すことでよい言葉の波動や行いを意識から無意識に落とし込むんです。心の奥深くに強力な接着剤でくっついて離れないあなたの執着するものを消すために逆のことをするんです。だれかを憎んでいるなら、その人を祝福するんです。ただそれを繰り返すことです。そのエネルギーが悪いエネルギーを消すんです。

悪い考えが起きなくなるんです。

これを無意識（カルマ）の浄化と呼んでます。濁ったコップから透明なコップにすることを繰り返すことです。透明なコップを積み上げていくことです。


簡単に言いますと、クセのことです。

いいクセをつけるひとつの方法です。

いいクセはいい習慣です。

いい習慣は人を健康にします。

いい習慣は人生を楽しくさせてくれます。

意識は心です。

心の正しい使い方を呼吸を通して学ぶというのが真髄なのです。

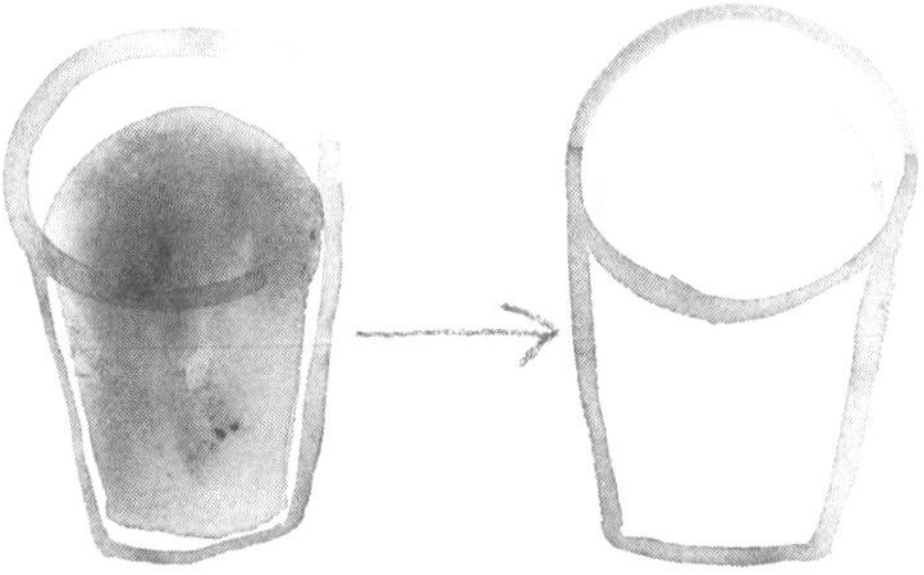

第4章

丹田と肛門

Tanden and Koumon

丹田《たんでん》は、日本人の文化のふるさと。
肛門は、人間のふるさと。
肛門は生命力の要《かなめ》。
丹田はエネルギーの
出入りする場所。
丹田と肛門は兄弟なんです。
兄弟の絆《きずな》を強くするのが
呼吸です。

質問 21

丹田はおなかのどのあたりにあるのですか？
レントゲンで見えるのですか？

答え

おへその下、約九センチです

古《いにしえ》の人は、丹田のことを臍下丹田《せいかたんでん》と言っていたんです。
へそ（臍）下三寸のところです。この場所はエネルギーの集散場所です。
そしてからだの中心となすところでもあるんです。
日本の文化の故郷《ふるさと》です。
気功では、上丹田、中丹田、下丹田と三か所あるようです。
ここで言う丹田（臍下丹田）は下丹田のことです。

「臍下丹田」の場所はおへそから約九センチ下です。
背骨の下にある仙骨の前にあたります。
女性は子宮のあたりですかね。
わかりやすく言いますと、下腹部のあたりです。
だいたいです。アバウトです。だいたいでいいんです。

レントゲンで見てみたいのですか？　見えるものなら一度でいいか

らぼくも見てみたいですね。残念ながら見えないようです。だれも見たことないと思います。

見えませんが、ちゃんとあります。感覚でとらえることができます。

武士はここを修練して胆（はら）をつくっていたようです。切腹は腹を切りますよね。胆（はら）を決めて腹（はら）を切るようです。

日本は、胆の文化です。

レントゲンで見られなくても、感覚で感じ取ることができるのが日本人です。

と、ぼくは信じてます。

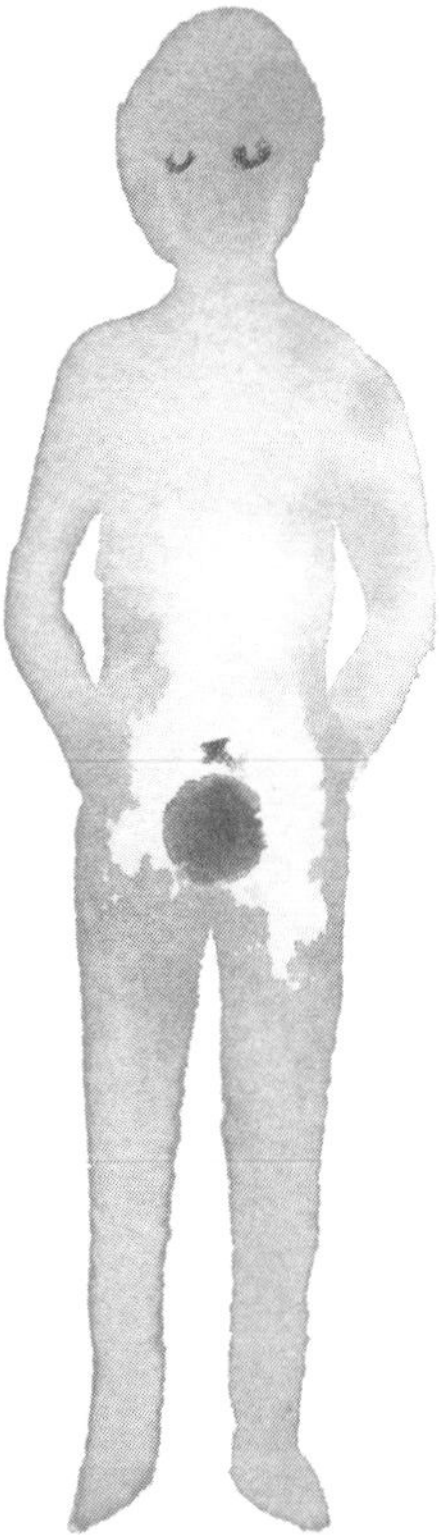

質問22

自分の丹田のあるところを感じ取れなくても、丹田は存在すると思っていいのですか？

答え

感じ方はいろいろです

もちろんです！

さっきも言ったように、日本人ならだれでも丹田を感じ取ることができます。ぜひ、そう信じてください。信じられるのと、信じられないのでは大きな違いが出ます。

「いわしの頭も信心から」

わからなくても素直に信じることが大切です。信じることをつづけてるとわかってくるんです。なぜなら、日本人だからです。（本当は人間だから）

目の前に見せてくれないと信じないなんて言わないでくださいよ。

下腹部があつくなる。

あったかい。

おなかがちりちりする。

おなかにどっしり感がある。

胆（はら）が据わってきた感じがある。

いろいろな感じ方があります。

質問23

何で丹田が大事なのですか？

答え

中心だからです

中心なんです。軸なんです。生命エネルギーがここに集まります。丹田ができてくると、胆（はら）が据わるんです。人生の羅針盤となる信念ができてくるんです。

丹田ができたら、人生の岐路で迷いません。

ここ一番で上がりません。

中心、軸ができると人生の荒波を乗り切ることができるからです。

人生が楽に生きられるということです。

たとえば、しっかりした家を建てるには、建物の基礎、土台が大事ですよね。ここがしっかりしていないと、台風が来たり地震が起こったら、倒れて壊れてしまいます。

そして家を建てるのにはお金がかかるんです。倒れたからってすぐに建て直せません。

これと同じです。人間の基礎、土台となるところが丹田ということです。ここがしっかりしていないと、簡単に倒れてしまって、なかなか建て直せないんです。だけど、一度できると、人生で起こること、一切がっさいに対応できるんです。今の時代でいうとね、景気が悪くてリストラにあってもめげず、あきらめないで仕事を見つけて生きていく力。こういう力をもっていられます。もちろんリストラにあわないのがいいんですよ。あたり前のことですが。人の一生にはいろいろなことがあるんです。

小さいときに、お父さんが家から出ていく。お母さんが出ていく。他人のうちにもらわれていく。生まれたときにお母さんが亡くなる。お父さんが事故で亡くなる。若者になったからって、すぐ幸せになれないんです。受験で悩む、男の子で悩む、女の子で悩む。働きたいのに仕事が見つからなくて働けない。中年になって、こんなはずじゃなかった。離婚する。子どもを育てられない。親とうまくいかない。仕事がうまくいかない。病気になる。年老いて、ふと自分の人生を振り返って、初めて気がつくことありません？　こんなはずじゃなかったと。

丹田は「肝っ玉母さん」

だれにでも辛いことはあるんです。だからって、どうってことはないんです。乗り切っていける力を人はだれでももっているからです。その力が湧き出てくるところが丹田です。だれでも人生の荒波を乗り切れるということです。こういう力をもったお母さんを「肝っ玉母さん」と呼ぶそうです。ですから丹田は「肝っ玉母さん」ですね。


今、世の中乱れていますよね。

人の心が荒れてます。

想念の波動が荒れて低くなってます。

右を向いても左を見ても、景気の悪い話ばっかりです。このようなとき、淡々と颯爽《さっそう》ハツラツと生きられるように感じられたら、丹田ができてきた証拠です。物事に動じなくなってきたら、胆（はら）ができてきたんです。

質問 24

丹田は実際に何かの役に立つのですか？

答え

よいエネルギーを選んでくれます

役に立ちます。

丹田は濾過器《ろかき》なんです。フィルターです。悪いものを防いで、よいものだけをからだに通します。

エネルギーには、からだにとっていいものと悪いものがあるんです。

丹田ができているということは、いいエネルギーを選んで取り入れることができるということです。

丹田ができていないと、いいものも悪いものも両方取り入れてしまうんです。「邪気を受けた」とかよく言うでしょう。あれです。

丹田ができるとは、腹が据わった状態、度胸がある状態、肝っ玉がある状態です。

精神がしなやかで、心が強いということです。

丹田を役立ててください。丹田はひとつの武器です。強く生き抜くための道具なんです。

人間が人間らしく生きるため、自分が自分らしく輝いて生きるための道具です。

質問 25

丹田が使えると、面白そう。スーパーマンになれたりして。

答え

智慧が出ます

スーパーマンですか？

そういう考えはちょっと考えさせられますね。

はっきり言いますが、スーパーマンには残念ながらなれません。

なれませんが、なったつもりで生きることはできます。

それは困ったときに、問題を解決する能力が出てくるということです。

明るい未来をつくれる智慧です。これは生きるうえでとても役に立ちます。空を飛ぶことはできませんが、智慧を出すことはできます。

ということで、いいですか？　変なこと訊かないでね。

質問26

肛門はただの排泄器官だと思っていました。
排泄が大事なのはわかりますが、
その機能以上にどう生き方と関係しているのですか？

答え

肛門のしまり具合と運命はつながっています

「肛門のしまり具合は生まれたときに決まってる」

このことをぼくは東北にいる「肛門先生」に聞きました。すごいことだと思ったんです。

話は全然違うんですけど、人の運命は決まってるってぼくは思っているんです。命は、その人がシナリオを書いて生まれてきてる。この運命ということが肛門先生の話でピーンときたんです。

しまり具合と運命はつながっているって。健康も運命も「しまり具合」と関係があると思っていましたから。（あくまで独断ですよ、独断）それと、こんな話も聞きました。

肛門は弱いところです。人は老いてくると劣化していく。肛門もさらに弱くなる。しまりが弱くなり劣化していく。

弱いところをきたえると、リバウンドがくるよ。

弱いところをきたえたらよくないね。

弱いところは休ませることが大切です。

これ、生き方の参考になると思うんだけど。

たとえば子どもたちってまだ弱いとこあるじゃない。

弱いのにがんがんきたえたら故障するよね。だから怪我をしない練習法、やりすぎない練習法が大事。

人は弱ければ弱いほど、弱いところへ意識が行くじゃないですか。

そうすると自信なくすよね。

肛門の教えは、弱いところは休ませる。

人生の荒波を生き抜くうえで尊い教えですね。

丹田と肛門は内面の強さのあらわれ

もうひとつ、ぼくが肛門を重要なところと思っているのは、「人は死んだら肛門が開く」ということです。

この事実に惹かれてるんです。

なぜ死んだら開くのか？　生きてるときはほうっておいても閉まっているのに――。ふと、思ったんです。肛門を意識したら、からだにいいんじゃないかって。

集中力、精神力は肛門と少なからず関係があると感じたんです。

「肛門のしまり具合は生まれたときに決まってる」

肛門先生との出会いに感謝します。

ありがとう。


肛門と丹田。どっちも大切なところです。肛門をしめると丹田が引っ張られる感じがします。関係があるんじゃないですかねぇ。

肛門をしめるとしゃんとします。

丹田ができるとしゃんとします。

精神とか、心とか、目に見えない内面の強さができるんです。人間がしゃんとします。

肛門パチンコ Column 5

肛門を使って集中力を高める秘伝をつくりました。

秘伝です。

パチンコ玉を使うんです。

肛門にパチンコ玉をそっと入れます。

緊張してますから優しく力を抜いてそっとです。

入り口にそえるだけでいいです。肛門の位置、穴の向いてる方向を感じ取るわけです。

ねらいは意識を肛門に下ろす、気持ちを肛門に集中させるわけです。

この状態で、呼吸です。

息を吐くとき肛門をしめるんです。

大切なのは肛門をしめること。

肛門をしめて気持ちを一心に肛門に集めるといいんです。

これ効きます。

これはあくまで集中力、精神力をつける方法です。勘違いしないでくださいよ。間違っても気持ちよくするんじゃないんですよ。

気持ちは「ふーぅ」ぐらいでいいんです。

(肛門の先生が言ってました)

きたえるんじゃありませんよ。

注意：肛門にパチンコ玉を入れて遊ばないこと。

集中力のこと少し書いておきます。だれでも集中することをやってますよ。

パチンコが好きな人は、パチンコやってるとき集中してるんです。大当たりのときなんか、何時間も平気でやってます。競馬が好きな人は、金曜日は落ち着きません。

仕事終えたらすぐキヨスクに行って競馬新聞買ってきます。喫茶店、電車の中、家に帰ってどこででも予想します。遅くまで一心不乱にどれが勝つかやってます。

絵が好きな人は、絵のことに対しては熱心です。ガーデニングが好きな人は庭いじり、料理、旅行……あげたらきりがありません。

意識してか無意識か知りませんが、人はだれでも好きなこと、興味のあることには熱心で熱中するようです。

対象に貼りついているんです。強い強い接着剤でくっついている状態ですよね。

これが集中してるということです。


集中するには、意図的に意識を使って焦点を合わせることです。

いろいろなことを書きましたが伝わりましたか？

こうして書くと難しく感じますが、慣れてくると意外と簡単です。

究極のポイントはできる人とやることです。

文章にするって大変なんです。

ぼくは義務教育受けましたが、国語の作文書けなかったんです。書いた記憶ありません。

今、やっとこさですが書いてます。

肛門を意識してしめることで集中する能力がついたからです。呼吸を知ったおかげです。

書けたという事実が証明です。意識して集中するとはこういうことです。

開き直って書いてます。

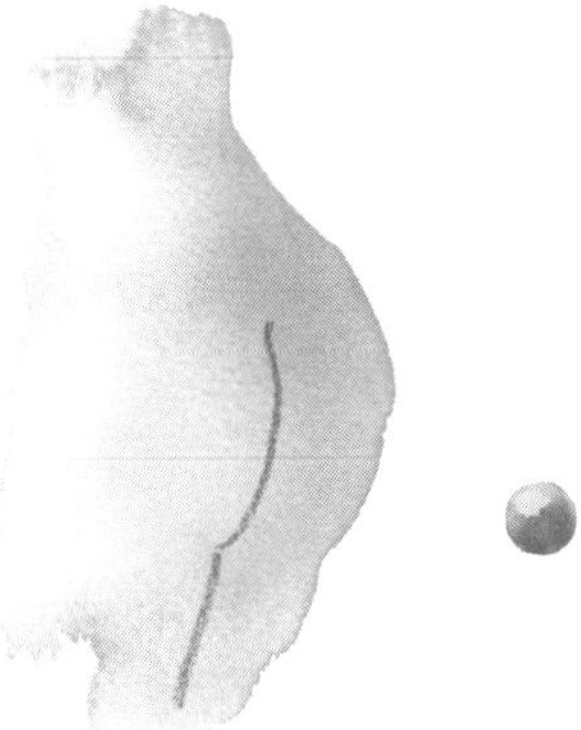

燈籠は清めのエネルギー　Column 6

昔、武士は戦場でお茶をたてたそうです。そのとき燈籠《とうろう》を持っていったんだそうです。それを知ったとき、ぼくはあることに気がついたんです。

燈籠は、神事、法会《ほうえ》を執行するときの浄化を目的とするもの。浄化は神事、仏事に使う清めの火。

お茶の先生に聞いた話ですとね、お茶は男のやるものだそうです。

ぼくはお金持ちの女性が花嫁修業とか教養のひとつとしてやるものと思ってました。

ずーっと、ずーっと最近まで勘違いしていました。

お茶の先生が言うには、

「昔は、武士が戦場でお茶をたてていた」

「そのとき、燈籠をわざわざ持っていってお茶をたてた」

ぼくの疑問。何で戦場に重たい燈籠を持っていったのか？　素朴に疑問をもったんです。

だって生きるか死ぬかの戦いの場に役に立つと思われないじゃないですか。

鉄砲じゃないんですよ。重たい石のかたまりですよ。

ずーっと不思議に思っていたのが理解できたんです。

ぼくの勝手な解釈です、念のため。燈籠は清めの火なのでした。いつ死んでもいい覚悟。戦いに勝つために人の気持ちをひとつにする。兵隊をその気にさせる。人の心を強く強くたもつ。「真中一筋、誠一本」男の世界。家族を一族を守るため、生き抜くために燈籠のそばでお茶をたてた。

いきなり燈籠と丹田の話になるんですが、燈籠の火袋の窓の中がすごいんです。窓の中の空間が、人間の丹田と似てるんです。なんとも言えない空間の感じが丹田の感覚と同じなんです。これが言いたかったんです。

人間の心を清める効果が丹田、下腹部にあるということです。これが言いたかったんです。

丹田を清めていけば、心が清められる。すなわち「心が落ち着いて穏やかになる」ということです。

説明が長くなってすみませんでした。

この燈籠の窓の空間が震動してるんです。

この感じが気なんです。エネルギーです。波動です。

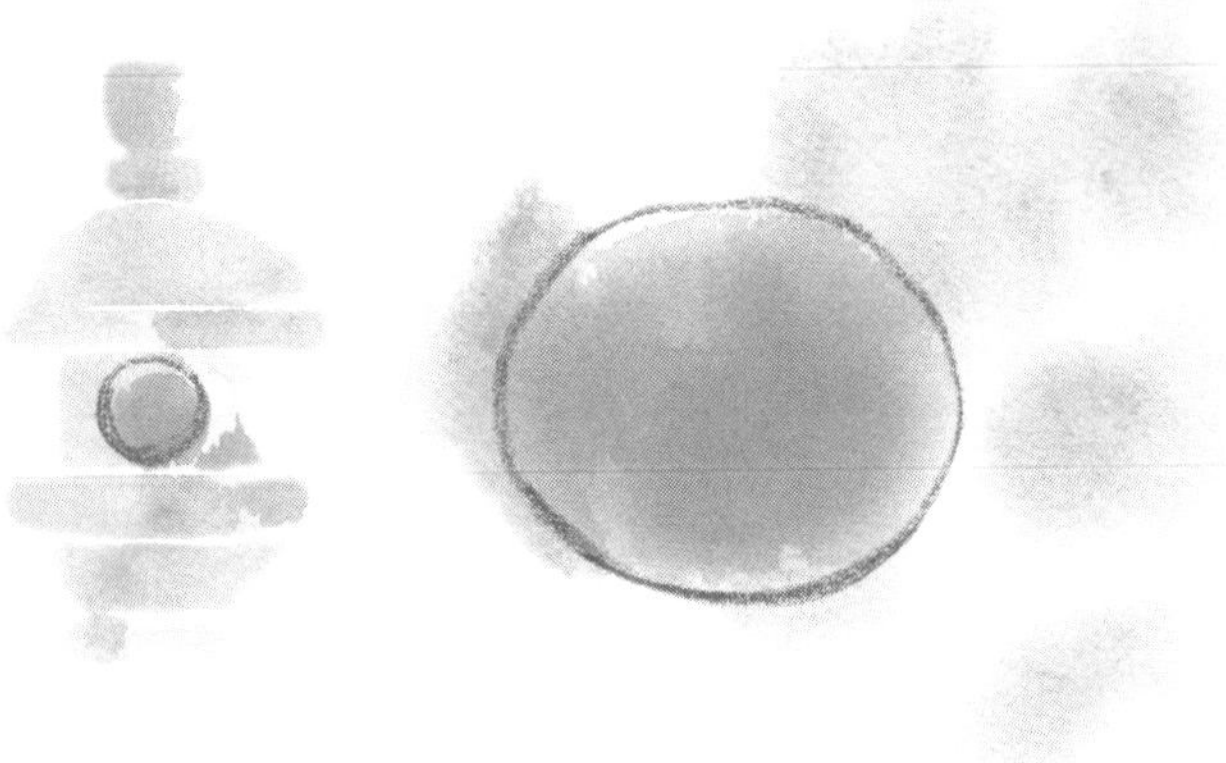

第5章

からだと心

Body and Mind

人間は死ぬときに最高の
レベルになって死んでいくんです。
心は魂の水先案内です。
このことを見逃さず、
からだと心で感じてください。

質問27

声に出してお経などを唱える人がいます。
どんな効能、どんな意味があるのでしょうか？

答え

息を吐いてるのがいいんです

「声を出す」

これはいいですよ。何にいいか？　ストレス解消。

カラオケと一緒です。声を出して歌うとね、歌ってるときは何もかも忘れてます。大きな声出して歌う、腹の底から声出して歌うとイヤなこと忘れます。歌い終わるとすっきりするんです。

たぶん！（ぼくはカラオケやらないもんで）

声を出すことがいいんです。声を出すことはね、息としてとらえると、吐いてることです。吐かないと声が出ないですから。

それに声を出すことは精神的にとてもいいんです。お経ならなおいいんじゃないですか。カラオケよりお経のほうが上品です。なんとなしに神さまに近づけそうですし。なんといっても、ご利益《りやく》がありそうじゃないですか。心もきれいになりそう。

お経を百万回唱えてみると――

あるとき友だちがダライ・ラマさんのインタビューDVDを見せてくれたんです。その中でダライ・ラマさんが言っています。写経をやっても、お経を唱えても、あまり意味はないですよ。でもやらないよりやったほうがいいですよ。気分はよくなるしって。ダライ・ラマさんはそういうことを言っています。

ぼくは宗教入ってませんけど、空海さんの真似してお経の文句を百万回唱えたことありますよ。

空海さんは「虚空蔵求聞持法《こくうぞうぐもんじほう》」。四国の室戸岬の洞窟の中で、一日一万回、百日間お経を唱えつづけたそうです。

ぼくは空海さんではないので、愛染明王《あいぜんみょうおう》のお経にしました。

「おんまきゃらぎゃ、ばぞろそうにしゃ、ばさらさたば、じゃーうん、ばんこ」

意味は全然わからないけど……。半年ぐらいで百万回やっちゃったんです。達成したとき何か起こるかなーと思ったんですが何も起こりませんでした。でも百万回達成した充実感はありましたね。

何で愛染明王にしたのかといいますと、ぼくは、愛に非常に興味があったからです。

よくわからないのですが、「マザー・テレサ」、この名前に惹かれる自分がいるんです。マザー・テレサは愛の人だと思ってるふしが自分にはあるんです。愛染明王は愛の神さまと思ったから愛染明王に決めたんです。

質問 28

いつかは死ぬという現実を抜きにして、
生きることを考えることはできません。
生き方は死に方と切り離せないと思いますが、
そこに「愛」はどうかかわっているのでしょうか？

答え

答えになっているか、わかりませんが――

ぼくと父は会話がありませんでした。父が嫌だったので中学を卒業して、すぐ家を出て、それから死ぬまで話をすることはあまりなかったのです。倒れたと聞いて、バチが当たったんだと思った、最初はね、家族に大変なことをした父だったから。しかしすぐにそうじゃないと思いました。父は植物状態が二、三年つづいて、一九九三年に亡くなります。

その親父《おやじ》から、メッセージを受け取りました。父が倒れて、病院のベッドで意識もなく昏睡《こんすい》状態で寝ているときのことです。亡くなるちょっと前でした。無言の中、波動で。ぼくはそれを見逃さなかったんです。

何気なしに、父の手を握ったら父が握り返してきた、と感じたんです。

そして、俺のような生き方をしたらこのようになるからな、と眼で訴えてるように感じました。

魂でね、伝えてきたんです。ぼくの魂に触れてきました。

「親は死をもって最後の躾《しつけ》をする」

父が命をかけてぼくの人生を決める重大なことを伝えてくれました。

それが「愛」でした。

それからです、父を許し受け入れたのは。考え方を変え、生き方を変え、仕事も変えました。

会社の人事部から健康保険組合に出向して、健康の仕事を始めたんです。社員の心とからだの健康づくりに取り組みました。セミナー、研修、ストレッチ、体操、整体法、欧米のフェルデンクライス身体法、いろいろな健康づくりを体験しました。

行きついたのが「呼吸」でした。理由はわかりません。あえて言えば導かれた感じです。実際のところはなんとなしにです。今思えば、ひょっとしたら父が導いてくれたのか……。きっとそうです。そして今があります。

愛をつかんだら、愛の行為をしたくなります

本当は好きだったんですね。父と仲良くなりたかったんです。「愛」を求めたんだと思います。父に甘えたかったんだと思います。だから「愛」に興味をもったんです。愛に飢えてたんですね。きっとそうです。

愛染明王のお経を百万回唱えてから、父を受け入れることができました。

今では、父がいつも守ってくれてるのを感じてます。仕事の方向づけをしてくれてるように思ってます。

感謝の気持ちは、愛がないとできないのです。愛をつかんだら、愛の行為をしたくなります。

愛の行為というのは、許すこと、そして与えることです。

質問 29

「病は気から」と言いますが、
心のあり方がからだの病気を生むということも
あると思います。
心とからだはどんなふうに関係しているのでしょうか？

答え

魂さんからの愛の伝言

たとえば、からだ（肉体）が病気になったとします。何かの都合でガンになったとします。ショックですよね。

「何で私が？」

「何にも悪いことしてないのに、何で私がガンになるの？」

そう思うのが普通でしょうけど、このような考えをしてはいけません。しないほうがいいのです。

このとき、考えることはひとつ。

「この程度ですんでよかった。感謝します」

「からださん気づかせてくれてありがとう」

「これから、からだを大切にして生きていきます」

「からださんごめんね」

心からからだに優しく声をかけてあげるといいです。

だって自分のからだですからね。

病気はメッセージです。

あなたの魂さんからの愛の伝言です。

「今までのような考え、生き方をしてると病気になるでしょ」という愛の囁きなんです。

このような考えに行きつけるか、行きつけないかで、からだが健康になるか病気になるかが決まるようです。

心がからだと深くかかわっているということです。

心がキーなのです。

心を清く・正しく・尊く・強くしていきます。

「からだが病んでも心まで病まない」

強い心をもつことが大事です。それをつくるのが呼吸です。

心の一部である意識を使ってつくっていきます。

今あるからだを最大限活かします。

ガンと戦うのではなく、ガンと協力し合って生きるという考えです。

だって自分のからだの一部がガンになってるんだもん。

他人のからだではないのですからね。

ここのとこは非常に大事です。

ガンになっておられる方にとっては素直に受け入れられないかもしれません。納得できない人もいるでしょう。

でもあえて言わせていただきます。
ガンは気づきのメッセージなんです。

「今までのような考え方をしてはいけない」
「今までのような生活態度ではいけない」
「もう少し感謝の気持ちをもちなさい」

尊い生命をいただいて、この世に生まれてきたのですから。
心を明るく朗らかにして生きてください。苦しまないで生きていけますから。
心がからだをコントロールしてるんです。

五体投地

チベット仏教には昔から五体投地《ごたいとうち》があります。カソリックにもあるようです。全身を使ってからだを投げ出す。差し出すとでもいいますか。

チベットは道の上で座ったり立ったりを繰り返します。

座ったときは頭を地面につけるようにするようです。

ゆっくりゆっくりゆっくり前進していくんです。延々と続けるそうです。

チベットに行ったわけではありませんから、何かで見ただけです。

「五体投地」という言葉の響きが気に入ってるんです。

ぼくの五体投地は「六体投地」、「七体投地」へと発展していきます。

五体投地

五体を大地に投げ出す、何もかもささげます。お任せします。ありがとう。感謝です。

からだを使って、動きを通して真摯《しんし》なからだにしていきます。からだの中に蓄積された疲れを取り除いていきます。細胞にしみ込んでいるカルマを浄化することもしていきます。

六体投地

六体投地は、からだに心を加えました。

からだの一部でもある見えない世界の心を「感謝」という言葉の塊にします。

五体（からだ）を使って「感謝」「感謝」と心の中で唱えたり、声に出して、息に乗せてるわけです。からだと心を真摯にしていくんです。五体投地という呼吸法と動きによってです。

七体投地

七体投地はからだと心に魂を加えます。

人間には宇宙の分身であり神の一部でもある尊い魂があります。〝人間の本体は魂〟であるということをからだに感覚として覚えさせるために魂を込めて行います。心とからだと魂が一緒になって五体投地を実践するのです。本当の自分である魂から出る言葉と波動を「言霊《ことだま》」といいますが、この「言霊」を育《はぐく》んでいくのが七体投地なんです。自覚をもって意識を使ってさわやかに淡々とやります。

というのがぼくの考えかたです。（間違ってたらごめんなさいね）

感謝の気持ちでこれを繰り返し繰り返し行います。

座ったまま頭を地べたにくっつけることによって、頭の中にたまってたマイナスのエネルギーや弱い波動、もやもやした気持ちや、ぐちゃぐちゃした考えがなくなっていきます。頭の中がすっきりしてくるんです。余計なものが大地に帰っていきます。気持ちがどんどん下にさがって心がやすらいでいくんです。座ってますから、自分の最下部は足のすねの部分になります。すねと地面が接触してる部分と頭が地面を通してつながってきます。水平な地面に自分の五体（からだ）をかさねるように自分も水平になっていくことによって大地に溶け込んでいくんですね。大地と融合するというか、大地とひとつになっていく感覚が出てきます。

ひとつなんです。一体なんです。ばらばらじゃないんです。

「五体投地」「六体投地」「七体投地」を繰り返しますと、からだの中がどんどん浄化されてエネルギーが通った感覚が出てくるんですね。

からだが軽くなります。心が楽になります。そうしますと、立ったときからだの最下部である足の裏に気持ちが下りていって大地とつながっている感覚が実感としてつかめるようになります。

第6章

魂って?

The Nature of the Soul

魂のことをすると
愛に行きつきます。
許す。
与える。
「我」を捨てる。
それが大事なんです。
悪いことをしているのに、
いいことをしてると思ってる。
みんな勘違いしているんです。

質問 30

魂は言葉ではつかまえ難いし、
人によって魂のイメージが違いますよね。
でも魂を無視して人間の生き方は語れないと思うのですが？

答え

魂は人の役に立つことで磨かれるようです

五十過ぎてですかね。いや、最近ですね。魂があるって確信もつようになったのは。

よく人が本を「読め」と言ってくれるんです。あるとき魂のことを書いた本をくれました。人間の本体は魂である、人間は魂を磨くために生まれた、って書いてありました。

「人間は魂を磨くために生まれた」

それがスーッと入ってきました。本当は知っていなければいけないことなのに、忘れていたんだなと思いました。現実に目を奪われて、見えなくなっていたんです。一度気づいたら、そういう本が目に入ってくるようになりました。

シャーリー・マクレーンさんとか、『ヒマラヤ聖者の生活探究』とか、エドガー・ケーシーさんとか、そういう本を読むことで、人間とはどういう存在かがわかってきたんです。魂が「読め」と言ってきたんです。本は知っていることをあらためて知識として身につけるのに役に立ちますね。

その本を手に取ったときに、この本は自分の考えを代弁していると思いました。愛と智慧のことを、それを知識として身につけるのに役に立ちました。だれでも知っていることだけど、そこに目が行くかどうかが大切です。

魂を磨くとは、心静かに、心穏やかに生きていける自分をつくることと考えてます。平和でやすらいだ生活です。争いごとをしない、他人と調和した生活です。一人の人間として人格を向上させることが魂を磨くということのように思います。

簡単に言いますと、

「ああいうことをしてはまずいぞ」

「じゃー、こういうことをすればいいのか」

「なるほど……」

……簡単すぎますか。

他人の足を引っ張るようなことはしてはいけない、

他人が嫌がることをしない、

他人が不愉快になることをしない、
言葉と行為の暴力をしないことです。

魂を磨くとは人や社会の役に立つことをすることです。
仕事、生活、人間関係を通してしか魂は磨けません。
山の中に独りこもっても魂は磨けないとぼくは思います。独り静か
に過ごすことはその人にとってはいいことでしょうが。
心穏やかに生きることです。エゴを捨てて自分中心じゃなく生きる
ことで魂は磨かれます。

質問 31

魂を感じる方法なんてあるのでしょうか？

答え

感動すること、琴《きん》線《せん》に触れることは魂のメッセージ

魂を実感するっていうのは、魂のメッセージを受け取ることなんじゃないでしょうか。そういうことでいうと、感動する、琴線に触れることは魂のメッセージなんです。魂は常にメッセージを送っています。

テレビ、映画、人と出会って、心の感情が高まったとき、気づきの現象を見せてくれます。

何かが琴線に触れたとき、感動にむせび、涙があふれるとき、これはみな魂のメッセージです。これがきっかけになって、その人のものの考え方、思いに変化が生じてきて、からだと心を通して、言葉となって、声となって出てきます。

いきなりはならないです。大事なことは、自分の生活に戻ったときに、感動したこと、琴線に触れたことを思い出して、日々の生活の中に入れることです。魂が成長するということは、日常に戻ったときに、心までもとに戻るのじゃなしに、その感動の体験を日々の中

で繰り返し思い出して、変化させていくことなのです。

人生に必要のないことは起きない

人はショックなことがあると、心を閉ざしてしまいます。

神戸の阪神・淡路大震災の一か月後に、ある大学のカウンセラーと現地の学校に行きました。

目の前で母親を亡くした子どもは、心を閉ざして何も表現できなくなります。文章が書けなくなります。絵を描けば真黒です。ショックがあまりにも大きすぎて、その子の限界を超えた体験をしてしまったんです。

人間には必要のないことは起こりません。その子にとっては、そこからが魂の修行のスタートです。それを乗り越えられる人もいるし、乗り越えられない人もいます。

乗り越えるためには、人との出会いとか、感動する体験、魂の琴線に触れる経験をして、ブロックしているところをほぐしていくしかないんです。

魂と仲良く

ひとつ言えることとは、魂を磨くということは、何が起こってもあきらめないということです。何か起きたら、やっと自分と出会えた、そう考えるといいかもしれません。

魂という言葉を何回も使うことで、魂に近づいていきます。

友だちと、仲いい人と、よく会うでしょ。

それと同じで、魂と仲良くして、よく会うようにしたらいいんです。

心、肉体、魂の三つのうちで、魂が本体なんです。

魂の中に神の一部があるんです。

神というのは宇宙の中の、真、善、美と言ってもいいです。神とか創造主とか言っているけど、宇宙の秩序のことです。

お母さんのまごころでもいい。何でもいいんです。

幸せ、健康につながる道です。

何かいいことありそうだと思うでしょ。

天国にいけそうでしょ。

魂は、見えない世界の「思い」です。

質問 32

カルマとか因果とか、ちょっと恐ろしいような、
でもどこか未知の魅力を感じさせるような言葉がありますが、
どうとらえればいいのでしょうか？

答え

感じていることを大切に

なるほど。そうですよね。怖いような魅力的なような。

ところで、人は何のために生まれてきたと思いますか？

何か思い当たることありますか？

ちょっと考えてみてください。後で役に立つと思います。

こういうことを問われて、あなたの感じてることを大切にしていただきたいのです。なぜなら、それが「あなた」だからです。

そこから第一歩がスタートします。進化していきます。

「気づき」という魂の心を使って進みます。

あなたの魂は、あなた自身ですから。

でも、もう一人じゃまをする自分がいます。魂が成長するのを、妨げる人《やつ》がいます。自分でもどうすることもできないでよくイライラさせられます。イヤでイヤでしょうがないのに、いつもそばにいて離れない人です。

コインの表と裏の関係とでも言いますかね。

表が出てるときは、裏は見えません。（隠れてます）

裏が見えてるときは、表は見えません。（隠れてます）

人は二つの自分をもってます。

コインの表が透明なコップなら、コインの裏は濁ったコップです。

気づきの役目は、濁ったコップから、透明なコップへと心をきれいに掃除してくれることです。このことを心の浄化と呼んでいます。

心を浄化して、自分の中にある自我、エゴを取り除いていく努力を、人生を通して行います。

カルマも浄化しますね。（この世でつくったカルマと、前世から引きずってきてるカルマがあります）

「何のために生まれてきたのか？」

心を浄化する。カルマを浄化する。すなわち、魂を磨くために生まれてきたんだという考えです。

いい種をまいてください

人は心というとてつもないすごいものをもっています。

「思うことが実現する」という、魔法の小槌《こづち》みたいなもんです。

思いという道具を使って、自分の人生を形づくり、いろいろな喜び、悲しみを自ら生み出しているのがぼくたちなんです。

人は心の中で考えたとおりの人間になります。

自分を取りまく環境は、真のその人自身を映し出す鏡なんです。

真理のひとつに「因果の法則」というのがあります。

因は、原因の因です。果は、結果の果です。

因果の法則とは、原因があって結果が生じることをいいます。

この地球上にあることはすべてこの法則にあてはまります。例外はないようです。

物事にはすべて原因があり、結果が生じるのです。

原因は見えない世界、結果は見える世界。

見えない世界は四次元、見える世界は三次元。

これを人間におきかえますと、原因は見えない心です。

心で思ったこと考えたことが、時間がたって結果として表れる。現象化するという考え方です。

心の中にまかれた種がつぼみとなりやがて実となるというわけです。

いい種をまくといい結果が生じます。

悪い種をまくと悪い結果が生じます。
因果の法則を信じること。
思うことを正しくすること。
よい種をまくことです。

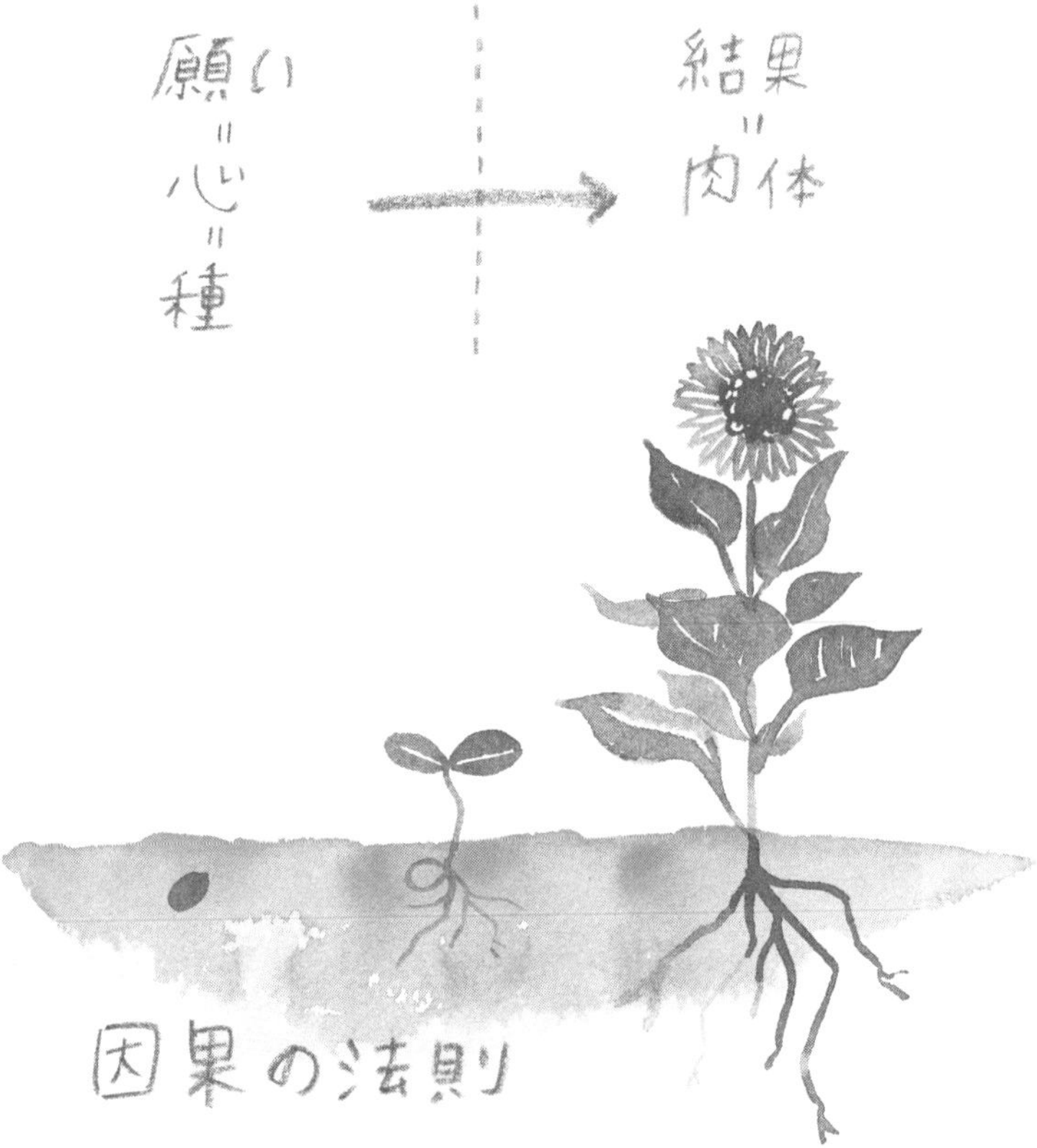
願い
＝
心
＝
種
結果
＝
肉体
因果の法則

質問33

魂も心もからだも、全部自分なのでしょうが、
もしかすると全部自分じゃないような気もします。
加藤さんはこの三つをどう思っていますか？

答え

心で思うことが現象として起こるんです

ぼくはこう考えています。

魂＝心＋からだ

加藤メソッドの三位一体の方程式はアインシュタインの考えに似ています。

魂は気づきです。
心は意識を使います。
からだは感覚を使います。
魂を浄化するには、心とからだを使って浄化するという考えです。
それを方程式にしますと、「魂＝心＋からだ」になります。
これを別の方程式にもできます。

気づき＝意識＋感覚

アインシュタインの相対性理論は、「$E=mc^2$」ですよね。エネルギーは物質化するという歴史的な素晴らしい理論です。アインシュタインさんに叱られるかもしれませんが、気に障ったらごめんなさいです。

正直言って似てるんです。

魂というエネルギーは「肉体」と「心」に現象として現れる。魂は心身という物質に現れるというところが似てると思うんですけど、独りよがりですかね。

さっきの因果の法則、アインシュタインの相対性理論、三位一体の方程式は共通点があるんです。

エネルギーは物質化する。心で思ったことが、時間が経過すると現象として起こる、ということです。

魂＝心＋からだ

気づき＝意識＋感覚

質問 34

涙にもいろいろあります。気持ちのいい涙もあるし、
後味の悪い涙もある。魂の流す涙ってあると思いますか？

答え

涙は魂の表現です

号泣は魂の痛切な叫び。

映画を見ての涙は、魂の小さな伝言。

悔し涙は違います。これはエゴ、濁ったエネルギーが出てきます。そういうエネルギーが出てきたら、意識をきりかえて心を浄化してください。

悔し涙を感謝の涙に変えてください。

感謝に変えたとき、魂は成長します。

涙を忘れている人は、昔のことを思い出してみてください。ひょっとすると心の窓が開くかもしれません。魂からのメッセージは心がさわやかなところから来ます。

涙を流すことは悪いことではありません。

涙は魂の呼吸です。

涙は魂からのメッセージのひとつだということを知っておいてください。

意識にはいくつか層があるんです。

意識
無意識
地球意識
宇宙意識
魂意識

宇宙飛行士は、相手が何をやろうとしているかが見えることがあるそうです。
脳が四次元の世界にあるからですかね。
「宇宙は神」ってそういうことです。
魂は、知っていますよ。

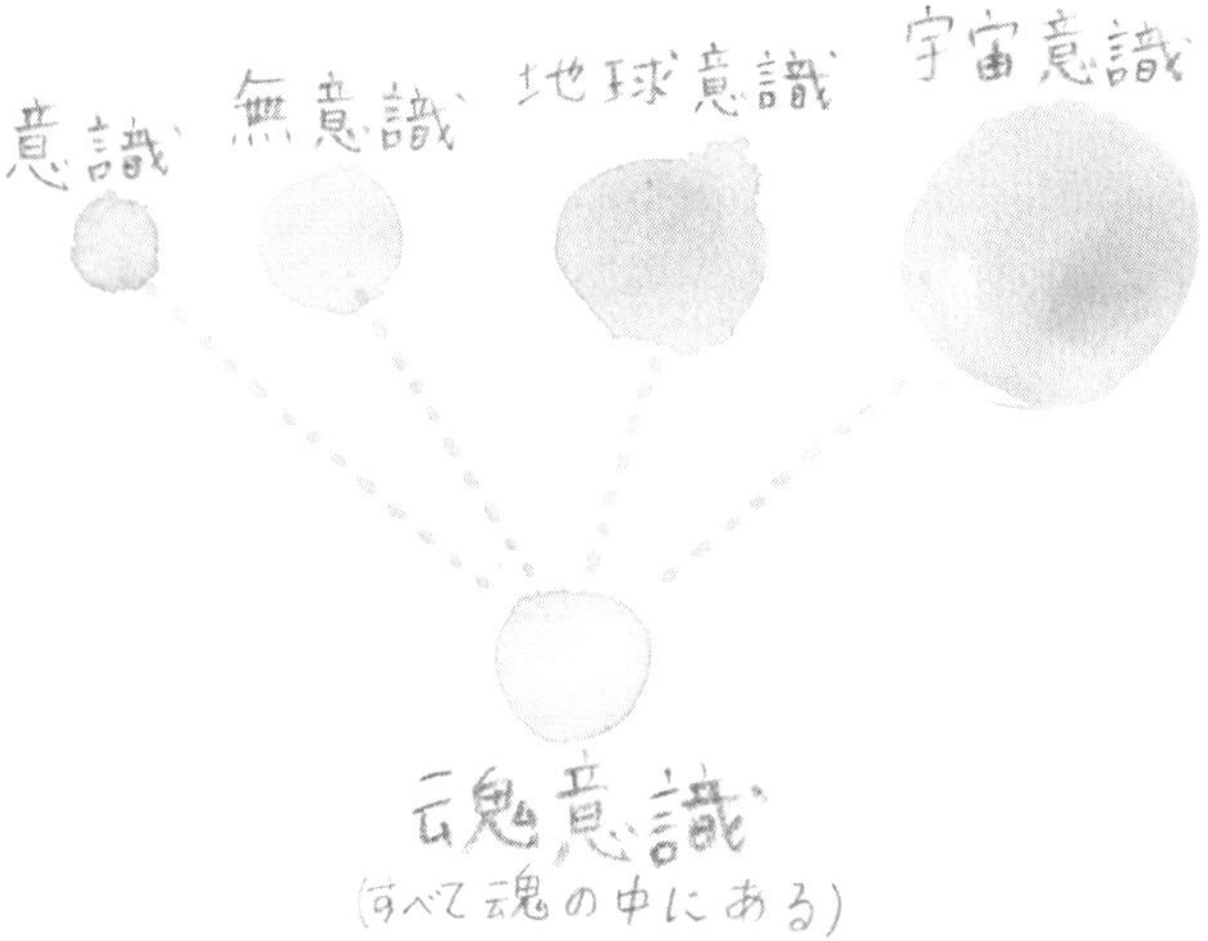

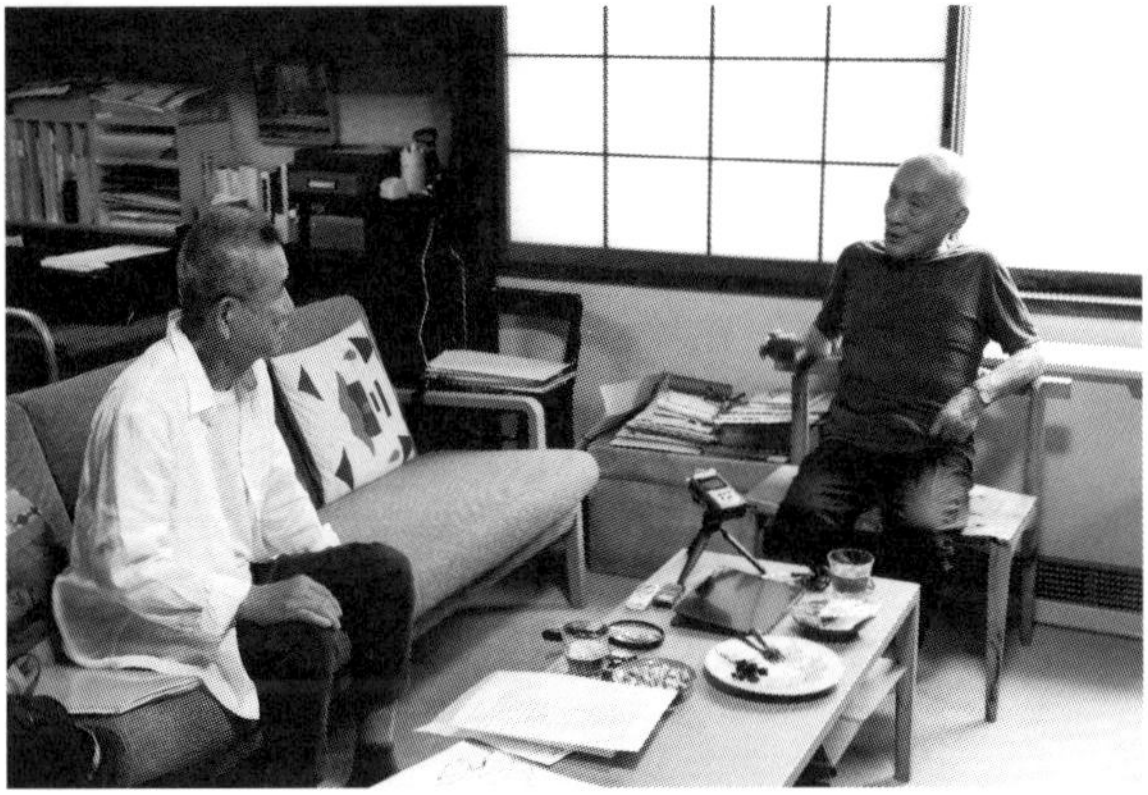

加藤俊朗
×
谷川俊太郎

特別対談

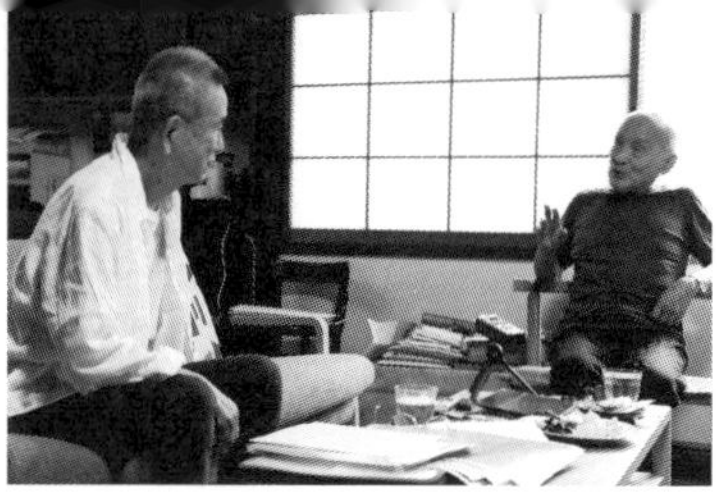

『呼吸の本』初版から11年を経て

加藤俊朗（以下、加藤）　谷川先生、『呼吸の本』から、もう11年ということで。僕は、この本では先生にお世話になったから、きょうはお返しをしようと思ったんです。

谷川俊太郎（以下、谷川）　いいですね。

加藤　きょうは「和顔愛語《わがんあいご》」でいこうと。

谷川　良寛がモットーにしていた言葉ね。

加藤　そうなの？
和顔愛語。和やかな顔と、温かい言葉で人に接する。いまそういう気持ちなんです。それで僕だけが知っている谷川先生のいいところを見つけようと思ったけど、なかなか見つかんなかった（笑）

谷川　ほんと？　いっぱいいあんのに、なんで見つけてくれないんだよ（笑）

加藤　世間の人がすでに気づいていることじゃなしにね。僕だけが知っているいいところは何かなって考えたら難しくなっちゃって。

谷川　真剣にやるから、見つかんないんだよ。

加藤　今日はベストを尽くします（笑）

体は「生きる」源泉

加藤　先生は、おいくつになられました？

谷川　今年の12月で90歳です。

加藤　90歳。

同世代のお友だちで今も元気に働いている人はいますか？

谷川　それはほんとうに少ないんです。ほとんどいないといっていい。

加藤　僕もそう思います。

90歳で第一線でバリバリにやってる人はちょっといないね。

谷川　バリバリでもないけどね。ヨタヨタでやってるんだけど。

加藤　じゅうぶん、バリバリです。ずっとお元気で第一線。

元気で働ける要因はなんですか？

谷川　自分では、90になるにしては元気だって自覚していて。でも自分の体がどうしていままでもっているのかというのは、よくわかんないんです。ひとつのポイントは、加藤さんに出会ったおかげで、体にすごく意識がいくようになったのは確かです。

加藤 僕が褒められちゃって、いいのかね（笑）

谷川 ほんとうのことだから。それまでわりと曖昧《あいまい》だったわけ、体に関して。それは、あんまり病気をしたことがなかったからだと思う。加藤さんに出会って、呼吸法をやりはじめてから、自分の体に目覚めたんです。

加藤 僕は初対面で先生の体を見たときに、ピカソみたいって思ったんです。上半身がしっかりしているから。

谷川 僕は昔から出っ尻《ちり》、はと胸っていわれてた。

加藤 そう、はと胸なんです。あれにはパワーを感じました。それが「生きる」源泉ですか？

谷川 自分の体が「生きる」源泉であることは確かです。でも体っていうのは、自分でそんなにコントロールできないから、両親のDNAのおかげだと感じています。

加藤 両親の影響は当然あるよね。

谷川　あと、一人っ子というのも大きいです。われわれ昭和の初めの世代は、たいがい2～3人兄弟姉妹がいた。一人っ子は珍しくて母親に大事にされて育った。母親は躾《しつけ》とかに厳しいところもある人だったけれども、父親は大学の教師だったにもかかわらず、「学校に行け」「こういうふうに生きろ」とかいう人じゃなかった。簡単にいうと、僕は放任されてたんです。それが自分ではよかったと思っています。

加藤　どんな子どもでしたか？

谷川　中学生の頃から人と一緒になんかやるっていうのは苦手でした。授業の最中に、先生に盾突《たてつ》いて教室を飛び出したりするようなところもあったんです。

加藤　反抗的なところがあったんだ。（本当なの？）

谷川　学校に対してね。加藤さんと同じで、僕は中卒なんです。高校までは行ったけど、夜間部。成績が悪くて昼間の学校にいられなくなって、担任の先生がうまく夜間部に回してくれたわけ。

加藤　夜学ですね。

谷川　それがすごい面白かった。そのうちに友だちの影響で詩を書きはじめた。運がいいことに、うちの父にそっちの畑の知り合いがいてその詩を見てもらったら認められて雑誌に載ったっていう。それが出発なんです。体が丈夫っていうだけじゃなくて、運がよかった。

「詩で食っていこう」なんて思っていなかった

加藤 先生は、最初から詩一本だったわけでしょ。

谷川 なし崩しにそうなっただけ。僕は最初から詩を仕事にしようなんて、ぜんぜん思ってなかったんです。学校にも行ってないし、大学に行く気もなくて、これからどうやって食っていこうか悩みました。

加藤 他にやってみたいことはなかったんですか。

谷川 僕は模型飛行機なんかつくるのが好きで、工業デザインに興味があった。自動車のデザインとか、そういうほうに進みたかったの。

加藤 それははじめて聞くね。

谷川 だけどぜんぜん数学できないし、絵もそんなうまくなかったから、はじめからダメだなと思った。その代わりに詩が書けたわけです。どうやって食っていくかを考えたらそれしかなかった。当時はお金がもらえるんだったら何でもよかったんです。

加藤 それはわかりやすい（笑）

谷川 わかりやすいでしょ。詩を書くしか能力がなかったってことなの。でも普通の人はそれ聞いて、「ああ、そう」じゃないよね。

加藤 そりゃそうです。僕は、集団就職で15歳で瀬戸内海の島から東京に出てきたんです。自分に何ができるかなんて、まったくわからなかった。だから会社に勤めても1、2年で辞めちゃうんです。

谷川 辞めちゃうのか。

加藤 面白くないんです（笑）職を転々として、20歳頃までに七つ八つ変わりました。先生は、なんだかんだ言いながら、詩の道一本、生きる達人です。

谷川 だってほかに道がないもん。

加藤 僕の場合は働いていても、何か違う。こんなはずじゃないって思いがずっとあったんです。でもそれが何なのかずっとわからなくて、もんもんとしていたんです。

谷川 僕は受動的なんだと思う。詩を書きはじめてからも、工業デザインに対して色気はあった。新型自動車を一生懸命追跡したりもしていました。でも、自分にはその能力がないってことはわかっていて。じゃあ他のことやってみようなんて気にもならなかったんです。結局、唯一の詩を書く道を進むしかなかった。流れでやってるうちに面白くなって、深入りしたの。

加藤 本当にそれだけですか？（笑）

実は、先生が18歳のときに書いた詩を見つけたんです。

「今日の心はどうしたものか　とびあがりはねあがり　とどまるを知らない」ではじまる詩です。

生きることが新鮮で驚きに満ちていたって書いてある。こんなこと、普通18で書けないよ。これはすごい。

谷川 その気持ちはよく覚えてるよ。

加藤 僕の場合、18の頃はグレてました（笑）

谷川　自分が運がいいというのは、そういう気持ちになれるような境遇にいたってことでもあるんです。

加藤　でもさっきの話だと詩は、しょうがなしにやっていた、と。それでこんな勢いのある言葉が出てくるものですか。

谷川　日常的な現実としてはそうであって、自分の中にもっている熱いものは、どうしても詩の中に出てくる。僕の中に並行して、両方があるわけ。

加藤　詩を書くと、熱くなるんですか。

谷川　うん。その詩は少なくともそうです。わりと正直な詩なんです。いま正直になったら、そんなの書けないけどね。

加藤　いまだったら書けるよ、僕は！

谷川　ほんと？

加藤　いまのほうがよっぽど生き生きしてます。若いときは、ホントどうしようもなかったんです。目の前のこと、家族を養うために無我夢中だっただけです。

谷川　呼吸は？

加藤　やろうと思ってやったんじゃないんです。流れでやっただけです。

谷川 じゃあ僕と同じじゃない。流れでやったんなら。

加藤 そうか（笑）

詩は「嘘《うそ》八百」？

加藤 詩で普通の人は食べていけません。食べていける秘訣を少し教えてください。

谷川 歌詞は別だけどね。

加藤 先生は、純粋な「詩人」です。純粋な人がお金儲けはできません（笑）自分の仕事をどういう気持ちでやれば、お金につながるか知りたいです。他人に言えない極秘とか……知りたいです。

谷川 どういうこと？　詩を書く上で、人にいえないことがあるかっていうのは。

加藤 たくさんの人が共感するようなことを書くでしょ。共感させる秘訣はなんです、言いなさい（笑）

谷川 そういう気持ちはちゃんとあったから。その気持ちだけじゃないけども。

加藤 そこです。

だけじゃないっていうところをちょっと（両手を合わせて拝む）

谷川 それはそうだよ。まずね、詩というものは、美辞麗句なんです。

加藤 美辞麗句？

谷川 美しい言葉、麗しい言葉の切れ端。要するに普通の生活の中で、おしゃべりしたり人の悪口を言ったり、けんかしたりするでしょ。そういう言葉ではなくて、きれいなことばかり書くのが詩なんです。

加藤 そういうものなんですか。

谷川 詩というのは、普通の生活の中の言葉とは違う次元で、美しい言葉を刻んでいるものなんです。

加藤 それは知らなかった。

谷川 若い頃から僕にはそういう面があったから、それを書いている。もちろん別の気持ちもあるんだけど、それだけじゃないってことです。

加藤 嘘つきってこと？（笑）

谷川 そう。「詩は、嘘八百」ってよく言っています。かっこよく言えば、詩はフィクションとも言える。

加藤 なるほど。そこは僕と先生の違いだね。

僕は、先生のおかげで文章を書きはじめたけど、書くことはいつも直球。先生みたいに、うまいことはいえないです。

谷川 そんなことないでしょ。加藤さんの本を読むと、しっかりしたいいこといってる。しかもそのへんのインテリとぜんぜん違うしゃべり方をしているところが魅力なわけ。僕はそう思うけど。

加藤 また褒められちゃった（笑）

谷川 自分でそう思ってないってとこがいいんですよ。

加藤 そうなんですか。

谷川 僕も自分でそう思ってないところがあって。僕は、ときどき人から天才とか言われることがあるんだけど、自分では天才だなんてぜんぜん思ってない。そういうところがいいんじゃないかなと思ってるわけ。

加藤 （笑いながら）言わせててんじゃないの？　あやしいなぁ。詩人は嘘つきだからね（笑）

谷川 詩には、嘘つきの中に隠れている心情、ほんとうの感情があるってことです。ただ、詩は長年やっているから、相当いろんなものが重なり合っていて、簡単に一言ではいえないものになっているんです。

夢を見ないのは魂が成長した証《あかし》

加藤 2018年の谷川俊太郎展のことを聞きます。

谷川 オペラシティのね。あのとき行ってくれたの、覚えてる。

加藤 冒頭に出てくる文章がいいね。「私は背の低い禿頭の老人です」から始まる詩。

谷川 『自己紹介』というタイトルの詩ね。

加藤 その中の一節「私にとって睡眠は快楽の一種です」。これは達人の言うことですよ。

谷川 違うよ。これもDNAのおかげじゃない？ 不眠症の人は多いけど、僕は反対に、昔からやたら眠りたい人だったんです。悩みなんかがあっても、眠れないってことはあまりなかった。

加藤 「睡眠は快楽」。この言葉は、僕の世界では魂の世界の話です。

谷川　そういうふうに取ってもらえれば、ありがたいですけど。

加藤　いつからこんなふうに魂が成長したのですか？（笑）

谷川　苦労が少ないだけだよ、きっと。

加藤　いやいや、これはもう極めた人からしか出てこない言葉なんです。

谷川　僕はそういう発想じゃなくて。つまりいまの世の中から逃げたいっていう気持ちがあるんです。だから睡眠が快楽になるわけ。眠っちゃったらわかんないわけでしょ、現世のことが。だから快楽になるんです。

加藤　眠ることとは、肉体を休めるだけじゃなく、潜在意識と関係があるんです。

谷川　それは絶対そうだよね。

加藤　顕在意識を休ませて、潜在意識とつながるのが睡眠です。先生が、夢を見ないってことは、自分の本体である魂と毎日会話をしているというふうに受け止めたんだけど。

谷川　潜在意識とつながっていると、普通は夢を見るんじゃないの？

加藤　夢を見るのは、*アストラル体です。僕の研究では、夢を見ないというのは、アストラルの上の次元。つまり無意識（潜在意識）の深い深いところにまで入って魂と会話している。そうじゃなきゃ眠りが快楽にならない。それはもう達人の域なんです。

谷川　それは褒め過ぎだと思う。

加藤　ヨガの世界では、夢を見ない魂の世界を*コーザル体と言います。

谷川　そうなの？

加藤　先生の魂はすごく成長しています（笑）

谷川　うれしいですよ。やっぱり詩を書くことは、意識下と関係があるんですよね。

加藤　はい、いい流れになってきました（笑）
続けてください。

谷川　昔からそのへんに引っかかってる感じはあります。自分でもわからない言葉が出てきたりするから。

加藤　わからない言葉は魂からきています（笑）
どんどんいきましょう。

谷川　自分では意識してないけれども、体自体が加藤さんの呼吸のレッスンを受けて変わったことで、自分の言葉も変わったと思いますよ。はっきり「ここがこう変わった」といえるようなもんじゃないけれど。いままであんまり考えたことのない言葉が出てきたりしたこともあったと思います。

＊アストラル体・コーザル体……古代インド哲学では人は、肉体（フィジカル体）と心（アストラル体、幽体）と魂（コーザル体、原因・種の体）の3つを持つといわれている。意識の本質は肉体の外にあり、睡眠中は、心や魂が自由になり、夢は心が作りだすと考えられている。夢を見ない深い眠りの状態は心の働きが抑えられ、魂が活性化している状態といわれている。

「呼吸」と「詩」の深いつながり

加藤 『息』という詩がこの本の頭に入っているでしょ。当時は、この「息」という詩のよさがよくわかってなかったんです（笑）

最近何度も読んでみたら、最後の「人が息をしている　ひとりぼっちで　苦しみを吐き出して　哀しみを吸い込んで　人は息をしている」。

これがいいとわかりました（笑）

谷川　ありがとう。

加藤　１９８４年の作品でしょ。昔から「呼吸」に関心があったんですか？

谷川　そう。詩はインスピレーションでつくるもんだっていうところが、僕の中にはある。インスピレーションはインスパイアと同じで、「吸う息」の意味でしょう。だから詩と息の関係については、若いときから漠然と頭にあった。

加藤　それはすごい（パチパチと手を叩く）

僕の呼吸は、「吐いてから、吸う」が基本です。英語で「吐く」はアスピレーション。「吸う」はインスピレーション。アスピレーションで心の汚れを吐き出して、インスピレーションで霊感を吸い込む。

谷川　霊感？

加藤　インスピレーションは、スピロ（霊）をインする（吸い込む）ことだから。息をするというのは、神様の息を吸っているんです。

息と詩は関係あると思いますか？

谷川　大いにある。詩のインスピレーションというのは、もともとがギリシャ神話の女神のムーサ（ミューズ）が、これと思った詩人に息を吹き込んだおかげで詩が書けるようになったという話があるくらいだから。

加藤 息と詩は思った以上につながりが深いですね。アスピレーションには、熱に誠と書いて「熱誠」という捉え方があるんです。

谷川 熱誠。

加藤 聞き慣れない言葉でしょ（笑）「誠」は真心。真心が「熱い」。これ、僕にはすごく響くんです。魂の強いエネルギーを感じます。そういう熱誠が、先生の息の中にはあるんじゃないかと感じてるんです。

谷川 詩を書くときにはそういうのもあるかもしれないね。

「直感」が変化を起こす

加藤 話は変わります、先生はコロナがやってきて変わったことはありましたか？

谷川　いや、ぜんぜん関係ない。
加藤　僕はすごいいっぱいあるんです（笑）
谷川　何があったの？
加藤　2020年4月の緊急事態宣言。そのちょうど1か月前、3月4日に「変態力」ってテーマで講座をやったんです。
谷川　変態力。
加藤　セミとか昆虫の多くは「変態」という能力があります。変態力は成長のステージに応じて自らを変える力のことです。独創性をもって成長する。これから新しいものを創り出していくよって大勢の前で話したんです。その後、四国に巡礼に行きました。
谷川　どうして巡礼だったの？
加藤　これからの生き方、考え方を変えるためです。そのときはまだコロナはこんなに広がっていなかったからコロナを予測してやったわけじゃない。生き方を変えると決めて動き出したら激震の一年になっちゃった（笑）
谷川　激震はすごいね。何が起こったわけ。
加藤　僕の会社のカーム・スローは、先生が名付け親です。

谷川　そうだったね。
加藤　34年間やってきました。それを去年の大晦日《おおみそか》で清算したんです。
谷川　それは大きな決断だ。
加藤　会社清算は、脱皮、殻を破ること、「変態力」です。自分で変化を起こしたんです。たまたまそれがコロナというひとつの社会現象に後押しされたというわけですね。
谷川　シンクロした。
加藤　結果的にシンクロしたんです。変わるのは「今」だって。
谷川　加藤さんは、そういうところあるよね。直感的。
加藤　そうかもね。自分では直感人間だと思っています。自分で言うのはへんだけど（笑）
谷川　僕はそれを信用しているんですよ。

目指すところは「魂の自立」

加藤　きょう、あらためてお話しして、谷川先生は自然で人間的な生き方をしている。やっぱり非常に幸せだと思うんです。

谷川　恵まれた境遇だと思っていますよ。

加藤　人間、先生みたいに恵まれた人はそうはいません。僕はそういう生き方じゃない。僕の生き方は変化の連続だから。会社の次は、家族を捨てるんです（笑）

谷川　家族を捨てる。本気？

加藤　本気じゃなきゃいえないよ。島へ戻る。僕はシャケになるんです。

谷川　シャケ!?

加藤　そう。

谷川　じゃあ僕はいつか加藤さんを食ってるかもしれない。このシャケ、うまいな。脂のってんじゃないかなんて（笑）

加藤　先生に食べられたいです（笑）

シャケは生まれた川に必ず帰る、僕も島へ帰るんです。

谷川　シャケは川に戻ったら産卵するでしょう。どうするの。もう子孫は残しちゃってるじゃない。

加藤　生まれた川で魂の子孫を残していくんです。

谷川　そういうことか。

加藤　70過ぎてUターン。島で死んでいくんです。

谷川　いいよね、島があるって。それはちょっとうらやましい。

加藤　すごい勇気がいるんです。本当は怖いんですよ（笑）

谷川　それはそうだよね。年取ってるから。

加藤　不安もあるけど、やります。

先生はどうですか？　これからのことだいたい決まってるでしょう。

谷川　何も決まってないですよ。僕は自然に従うだけだから。

加藤さんの生き方を見ていると、基本的に「右脳の人」ですよね。僕と同じ。これまで「左脳の人」の生活をしてはいるけども。

加藤　先生と同じですか、それは気づきませんでした（笑）

谷川　うん。詩人って「右脳の人」なんです。僕は、実際的に左脳で苦労はしているけど、詩を書くときはやっぱり「右脳の人」です。

加藤　そうなんですか。

正直にいうと、僕はブッダ流の考え方なんです。ブッダは家族を捨て、国を捨てた人間です。その背景には自立があるんです。

谷川 そうだよね。

加藤 普通に考えると、家族を捨てるのはまずいです（笑）

谷川 人でなしですよ。

加藤 そうなんです（笑）

じつはそうは思ってなくて、ごく自然な生き方だと。インドのカースト制度の中には男は40過ぎると家族を捨てて修行に出る。そういう生き方があるらしいんです。

谷川 林住期とかいってね。林の中に行っちゃうみたいな。

加藤 インドと日本では文化が違うけど……。一人ひとりがほんとうの自立というものを自覚していくために、一家の主がそういう姿勢を示すというところに僕の考え方がブッダとリンクするんです。

谷川 日本では自立というと、経済的自立しか頭にこないけど、魂の自立とぜんぜん違うんだよね、そこは。

加藤 目指すところは、魂の自立です。

先生もそういうこと考えるんですか。

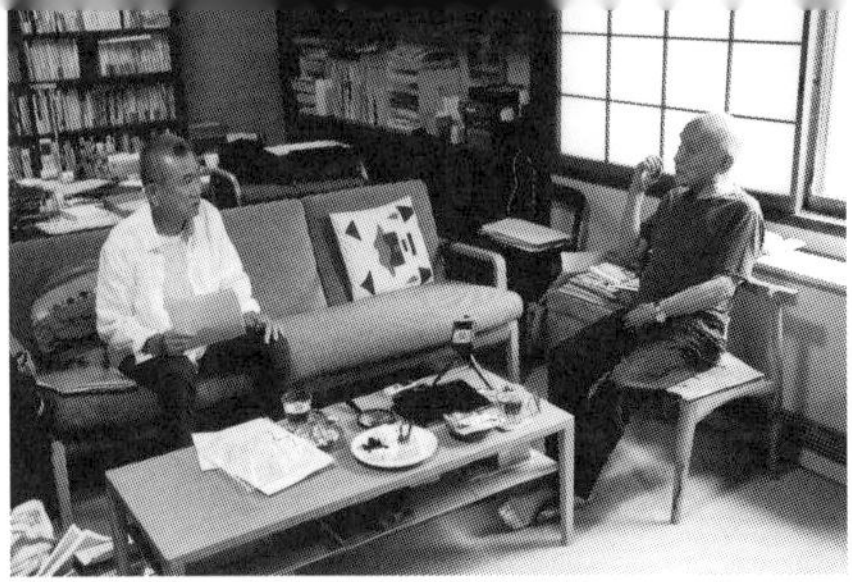

谷川　ありますよ。僕は若い頃は経済的自立がなければ魂の自立はないっていう線だったと思う。はっきり意識はしてなかったけれど。だからまず経済的な自立を目指して一生懸命働いたわけです。いまになってはその心配はなくなったから、もう魂の自立しか考えてません。

加藤　それ、グッドです。きょうで一番、最高です。

谷川　でしょう？　加藤さんがそう言ってくれるとうれしいよ。

加藤　僕はそういうことを生徒にずっと言い続けてるんだけど、まだ力不足なんです。シャケになって成長します。これからの時代は、魂の自立が必要になると思います。

で、来世につなげると。

谷川　来世につなげるってところが加藤さんのポイントだよね。

加藤　今世で終わりじゃない。先生だって、誰だってそうです。僕はそのつもりで生きています。

谷川　魂の旅は続いていくんだね。

加藤　そういうことなんですが、実は今回で人間を卒業しようと思っています。人間卒業です（笑）

Q1　コロナ禍でコミュニケーションの希薄化が問題視されています。

A　気持ちを腹に下ろして会話すれば問題なし。

谷川　僕はひとりで仕事していて、会社にも属していない。家族もちりぢり。だから、コロナがきてもコミュニケーションがうまくいってないという意識がぜんぜんないんです。

加藤　コミュニケーションは気持ちの問題だから。「本気」「真剣」で対面すれば大丈夫じゃないの。

谷川　ZOOMとかでもエネルギーは感じるよね。

加藤　じゅうぶん伝わります。お互いが本気になって伝えようと思えば、問題ないと思います。新しい環境に合わせて生きてかなきゃいけないんだから。真剣に生きるといいです。

谷川 加藤さんの呼吸がいいわけね。

加藤 呼吸はいいです（笑）

ポイントは「丹田《たんでん》」です。丹田はへそ下三寸（約９センチ）と言われるところです。丹田に意識を下ろして相手と会話することができれば大丈夫です。話している間に、焦ったり、気持ちが動揺してきたら、肛門を締めるのがコツです。

Q2 「面倒くさい」の対処法は？

A やりたくないときは、休む。焦らない。

加藤 面倒くさい。そういうの、一切ありません。考えたこともないです。

生きるのに常に本気だから、そういう発想はないです。

谷川 僕はあるよ、面倒くさい、やりたくないっていうのは。でもやるしかないわけでしょ。僕は、やりたくないときは、まず休みます。焦ってやったりしないで、他のことしてみたりするんです。
加藤　ゆっくりやるっていうのは、大事です。呼吸と一緒です。ゆっくり丁寧。
もうひとつは準備することです。「周到な準備」これです。

Q3 運をよくすることはできますか？

A 「運がいい」と信じること。

加藤　谷川先生は間違いなく運がいいです。
僕は先生に随分運気を上げてもらったと思っているんです（笑）
谷川　自分は運がよかった、とは思っていますよ。でも、そもそも加藤さんは運がいいんじゃないの。
加藤　40までなんでうまくいかないんだろうってずっと思ってた。これじゃまずいと思って、心を入れ替えたんです。「俺は運がいい」って信じた。これが運を上げるきっかけです。思い続けたら本当に運が上昇したんです。先生にも会えたしね（笑）
谷川　思わないことはならない。

加藤　その通りです。

先生は、きょうの話の中で何べんも「自分は恵まれている」「運がよかった」って言ってます。それを真似すればいいんです。

Q4 理想の死に方はありますか?

A 死に方を決めれば、誰でも理想の死に方で死ねる。

加藤　僕はもう死に方を決めてるから。

谷川　へえ、どんな?

加藤　島に帰って家を建てるでしょう。瞑想《めいそう》専用の部屋で呼吸をしている。じっと座った状態で、そのまま死ぬんです。

谷川　理想だよね。そんなにうまくいくかな。

加藤　いく。続きがあるんです。

近所の人が「加藤さん、おはよう」って来る。返事がないから家に上がって「加藤さん!」って肩をポンポンと。そこでコロッと倒れる。

谷川 うちの父は、それとほとんど同じだね。

加藤 先生のお父さんと一緒ですか、光栄です（笑）

谷川 僕は自然のままが基本だから。あんまりジタバタしないで自然に衰えて、病気になるならなって死ぬ。それだけの話だと思っています。

加藤 先生はいい死に方すると思います。

谷川 誰かが訪ねてきたら死んでたっていうの、いいよね。迷惑かけなくて。

加藤 大丈夫です、自然に死ねます。もうすぐです（笑）

谷川 加藤さんがいうんだったらそうなるんじゃないかな。そうなんなかったら恨むから。幽霊になって。

加藤 決めたらいけます。

僕が好きなグル、パラマンサ・ヨガナンダは、「今から1時間後に死ぬ」と言って死にました。空海は死ぬ日時を決めて死んでます。自分で決めて和《なご》やかに死んでいきたいです（笑）

谷川 みんなが、そうだよね。そういうふうに死んでほしい。

加藤 そのためには普段からの心掛けが大事です。

理想は「ピンコロ」です。ピンピン、コロリです。呼吸をして心をきれいにしてるといけます（笑）

Q5 自分の持ち味はどうしたら出せますか？

A 人に喜ばれるものをどんどん出してく。ケチっちゃダメ。

加藤 自分の一番いいところを惜しみなく出す。人に喜ばれるように出すことが大事です。でも、出すと自分の持っているものが減るっていう人もいるから……。

谷川 それはあるかもね。

加藤 ケチってもいいことはありません。僕の考えは、出して捨てることによって新しいものが入ってくる。循環の法則を信じているから、出さないと入ってこないんです。そういう意味ではいいものをどんどん出すのがコツですね。

谷川 ほんとう、そうだと思う。

加藤 先生は、ずっとそれをやってると思ってるんです。世の中の人が喜ぶものを提供し続けているから。

谷川 あんまり意識してないけど。そう言われればやってるのかもしれない。

加藤 まず、自分の持ち味、強味をわかっていないとね。ひとつのやり方として、自分ができることと、できないことを整理する。できることの中で自分が一番人に喜ばれること、あるいは得意なことを絞っていく。そうしたら自分の持ち味がわかります。それを表に出す。

谷川 自分を知ることだね。

加藤 知っておしまいじゃない。磨かないといけません。

谷川 僕は詩を書きはじめてから間もなく、詩がこんなに書けるんだったら小説書きなさいって言われたんだけど、全部断ったんです。それはやっぱり正しかったと思います。下手に欲を出して小説を書いてもロクなもの書けなかったと思う。自分のことがわかるから。

加藤 先生はそこがすごい、「詩の道一本」です。小説は長いからくたびれるもんね（笑）

谷川 そうだよね、読むだけでも疲れるんだよ。

加藤　詩は短い。すごくいいね（笑）
谷川　短いのがいいよな。

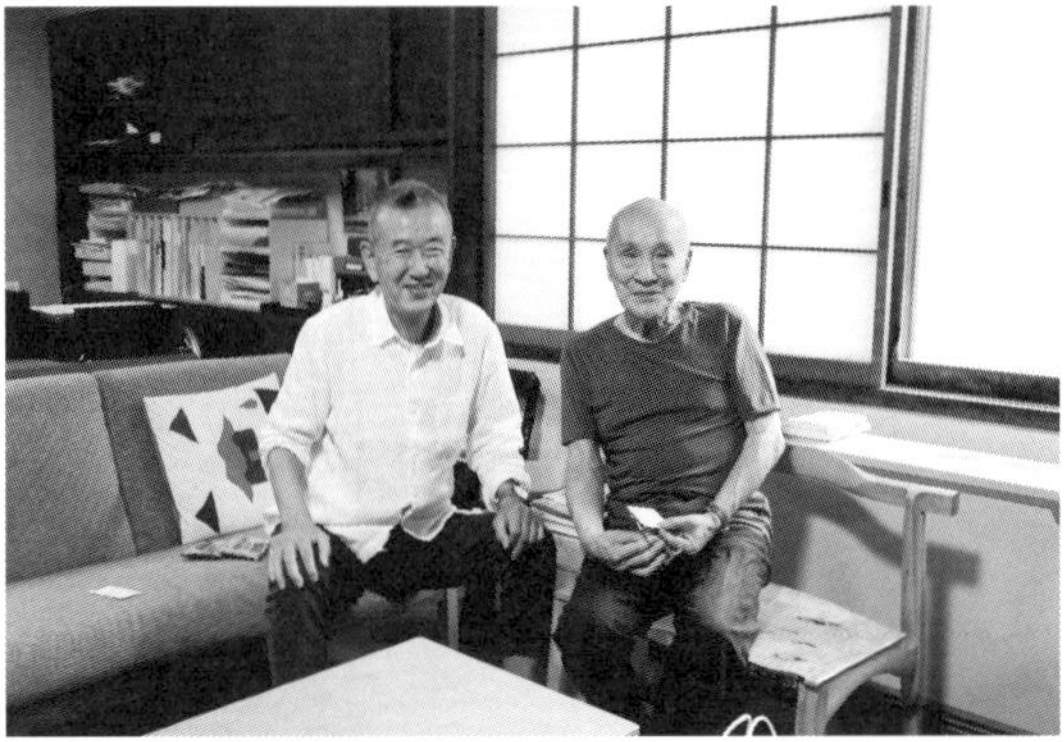

言霊ゼーションとは何か

言葉を使って、閉じてる心を開くことをします。

暗くて重い気持ち、ぶすっとした顔、ふてくされた態度を捨てて、心に風を入れます。さわやかな風をいっぱい入れて風通しをよくして心を開いていきます。

心の中にこびりついてるカルマを溶かすことをします。

自分さえよければ他人はどうなってもいいと思う、強い自己中心な我（エゴ）をなくします。物欲がひどくて自分ではどうしてもコントロールできない性《さが》を浄化します。

前世から引きずっているカルマや、今世、生まれてから今日までにつくったカルマを取り払います。

魂の中にある霊性という特殊能力を導くこともできます。

人間はだれもが霊性という力をもっているということに気づくことから始まり、魂の心を開き、霊性意識を身につけて生活に役立てることです。

魂が故郷に帰るお手伝いもします。

自分が死んだあと、魂がこの世にうろうろしないように、まっすぐに故郷（宇宙）に帰れるように、意識と行いをよりよくすることです。

どうやってするか？

言葉の力をかりてやります。

言葉は、人生の処世訓として金言、格言に使われます。聖書の中には有名な文言があります。

はじめに言葉ありき
言葉は神と共にあり

言葉は神なり

言葉には不思議な力があります。言霊は魂から出る言葉です。辞書には、「言葉に宿る霊力」と書かれてます。

言葉は、同じ言葉を言っても、人によっていろいろと響きが違います。ブッダさんとかキリストさんとかマホメットさんが言うと、それは言霊です。

でも一般の人は、言葉を発したからといって言霊にはなりにくいんです。人が十人いたら、十のものの考え方があるように、言葉を発しても十通りの響きがあります。

この響きのことを波動と呼びます。波動の元はその人の心の奥深いところにある魂の響きです。ここと密接な関係があります。人が発する言葉の音色はさまざまで、ぼくを含めた一般の人は心をきれいにしないと言霊にはなりにくいんです。言霊にするには心をきれいにすることが、大前提です。心をきれいにするためには、普段使っている言葉の使い方を理解する必要があると思います。

濁った心から発する言葉には不安があります。「不安」という言葉を心の中で思っているだけで、どんどん不安が膨らんできます。

逆に透明な心から出る「感謝」という言葉を繰り返し繰り返し使っていると、感謝の気持ちが身についてからだにしみ込みます。そうすると自分に起こるすべてのことに感謝の気持ちで生きていけます。毎日がとても楽しくなります。

いい言葉を使えばますますよくなり、悪い言葉を使えばどんどん悪くなるというのが言葉の特性です。息を吐いて心をきれいにして、悪い言葉を使わないようにすることが大事です。

言葉が心を変えます。わかりやすい例を言いますと、どこの家庭にも、ご先祖さまがいてお墓があって、仏壇がありますよね。その前に立ったときは手を合わせますよね。神妙で厳かな気持ちになります。心が清められます。ぼくはそう思うんですけど、皆さんはどうですか？　そうやって感謝の気持ちを魂に伝えて心をきれいにする行いではないかと思います。死んだときはお寺でお坊さんがお経を唱えますよね。お彼岸にはお坊さんがあなたの家にやってきてお経を唱えますでしょ。

お経を唱えるということは、亡くなった人の魂のところに何かを言ってるんだと思います。とするとお経を唱えるのも言葉が言霊になる練習のひとつではないかと思います。ぼくはそれを信じています。

こういうことからすると、どうもお経は魂とのつながりがあるように思います。亡くなった人にお経を唱えて、供養することを考えると、生きている人が自らお経を唱えると魂の効果につながるように思うんですけど、どうですかね。

ぼくはお経のひとつである、愛染《あいぜん》明《みょう》王《おう》のマントラを百万回唱えました。本文で書きましたね。

「ありがとう」「感謝しています」。それぞれ波動の高い言葉ですが、よいなかでも違いはあります。この言葉を繰り返し使うと魂は喜びますから、どうぞやってみてください。つづけることが大事です。

言霊ゼーションは、リラクゼーションの究極の言葉です。

リラクゼーションは心身のリラックスですが、言霊ゼーションは、魂のリラックスといえます。

最初は、特典ダウンロード音源を聞いてください。

言霊を使って入力してます。（たぶんです）

リラックスすることに慣れることから始める

といいと思います。

からだと心が楽になる、軽くなる感じがつかめてきたら、自分で言葉に出してください。

心の中で思うだけでもいいです。

言霊ゼーションは、自分の力でできます。静かなところで一人でもできる簡単なものです。

言霊ゼーションで変わること

自分の人格が高まります。

人間性が向上します。

生きていくのが楽になります。

もちろん健康になります。

言霊ゼーションが身についた人が家族に一人いると、その人の思いが家族全員に伝わります。家族の健康も得られます。

追記

人間は魂と心と肉体で構成されてます。魂は一番奥深くにあり、見えなくてわかりにくい存在です。肉体は一番わかりやすい存在です。心もある程度わかります。わかりやすい肉体とある程度わかる心は、実はわかりにくい魂の手先なんです。魂の本心は、肉体と心に注意を向けているとわかります。

魂は心を使って、肉体すなわち「からだ」で行動する生命です。エネルギーです。

言霊ゼーションを繰り返してるとわかってきます。

特典ダウンロード音源の使い方

加藤メソッド

呼吸のレッスン

先生　加藤俊朗

生徒　谷川俊太郎・泉谷地春

谷川俊太郎さんと、加藤俊朗先生の仙台の生徒さんの泉谷地春さんが生徒になって、呼吸のレッスンを実況録音しました。

ふだんの加藤先生のレッスンをそのまま収録していますので、実際にレッスンを受けている気持ちで特典音源を聞いてみてください。

スマホやタブレットなどに入れて、ヘッドホンで聞くとより集中できると思います。

全部で四十九分弱の長さですので、時間を見つけて、携帯の電源も切って、リラックスして実践してみてください。

慣れてきたら、途中から、必要なセクションだけを選んで実践してもいいかもしれません。

無理をせず、自分のできる範囲で始めてみてください。

二〇〇九年五月二十六日（火）仙台市・輪王寺にて収録。

total：約49分

トラック	セクション	内容	時間
01	礼	五体投地の波動を感じて、正座から上体を沈めてお辞儀します。	2分37秒
02	足を地につける呼吸（準備）	両足を肩幅に広げて立ちます。	0分20秒
03	足を地につける呼吸	足の裏を意識して吐いて、吸います。	1分30秒
04	地球の中心	地球の中心に向けて吐きます。地球の中心のエネルギーを吸います 足の裏で地球の中心と会話をします。	2分18秒
05	宇宙とひとつになる呼吸	地球の中心⬇自分のからだ⬇宇宙。宇宙⬇自分のからだ⬇地球の中心。というように意識を使って、呼吸を通して、つなげていきます。	3分42秒

トラック	セクション	内容	
06	おなかを動かす呼吸	仰向けになります。自分のからだを感じます。呼吸に意識を向けます。自然の呼吸に意識を合わせます。	1分25秒
07	肚をつくる	意識的に呼吸をします。	1分54秒
08	丹田を意識する	丹田を意識して吐きます。	2分34秒
09	丹田の速い呼吸	丹田を意識して速く吐きます。	1分23秒
10	座っておなかを動かす呼吸	座布団をお尻に敷いて、正座かあぐらで座ります。おなかをへこまし、ふくらませます。	2分43秒
11	座って丹田を意識して吐く	丹田を意識して吐きます。息を吐きながら丹田を後ろに引き寄せます。吐いたら力を抜きます。丁寧に。	3分04秒
12	座って丹田を意識して速く吐く	トラック11「座って丹田を意識して吐く」の呼吸を速く行います。	1分31秒

トラック
13
脳を元気にする呼吸

脳に酸素を送ります。右の鼻で呼吸するときは左の鼻をふさぎ、左の脳を意識します。左の鼻で呼吸するときは右の鼻はふさぎ、右脳を意識します。速い呼吸です。

2分50秒

トラック
14
言霊ゼーション

仰向けになります。全身の力を抜いて、からだを感じます。意識を使ってからだの各部分を、言葉の誘導とともに感じていきます。

6分25秒

トラック
15
言霊で心の奥深いところをほぐす

顔、額、顎、頭全体、首、両肩、背中、右の手首、右のひじ、右肩、右腕全体、左の手首、左のひじ、左肩、左腕全体、胸、おなか、腰、ひざ、足首、各部を意識して力を抜いていきます。全身の力を抜きます。自然な呼吸に意識を戻します。

8分15秒

トラック
16
心をきれいにする呼吸

正座かあぐらになります。頭の中に何か浮かんでもほっぽります。

1分27秒

トラック
17
自然な呼吸に集中する

自然な呼吸に意識を向けます。呼吸に集中します。気持ちを向けて呼吸を感じます。

1分33秒

トラック
18
意識をきりかえる

自然な呼吸に意識を向けます。きりかえて、吐く息に集中します。吸うほうはほっぽります。呼吸を感じます。自然な呼吸の吐くリズムを感じます。

2分44秒

トラック
19
礼

感謝の気持ちを込めお辞儀をします。

0分42秒

『呼吸の本』初版あとがき　加藤俊朗

出会い

谷川先生との出会いは？　ってよく訊かれるんです。初めて会ったのは確か海の見える仕事部屋だったと思います。そこのオーナーさんと勘違いしてて。詩人で有名だとは全然知りませんでした。詩とか文学は全然興味ないし今まで縁がなかったですから、正直言って「谷川俊太郎」一度も聞いたことなかったです。だから、先生との出会いは？　と切りだされると戸惑っちゃうんです。出会ってどうでした？　と訊かれたら、スーッと答えられます。「ぼく成長しました」とか「すごく得しました」、「出会ってから人生が変わったね」って言えます。

何が変わったといって、一番は作文が書けるようになったことです。そして本を出したことです。還暦で一冊目の本を出したんです。この本は二冊目です。

恥ずかしい話ですが、作文が大嫌いで書けなかったんです。だって自分の考えてることを言葉に出して言えないんですから、文章になんかできっこないです。そういうことに気づかされました。

先生は言葉を使う専門家ですから、会話してるとなるほどなーと思うことがたくさんあるんです。

一番感心したのは、話がわかりやすいことと、ぼくにすごく丁寧な言葉を使ってくれるなーと思ったこと。

丁寧でやさしく、思いやりがある言葉が次から次に出てくるんです。それに会話がとてもわかりやすく整理されてることです。ぼくなんか会話がまとまらないですよ。途中で自分で何が言いたいんだろうと思うことしょっちゅうです。

先生といるとおしゃべりになるんです。レッスン中に、ぼくでありながらぼくでないような人が勝手にペラペラしゃべって、途中であれっ、何でこんなこと言ってんだ？

「先生、ぼく何を言おうとしてるのかわからなくなりました」
（先生は、温かく笑ってくれてます）

自分で話しててわからなくなるんですね。言葉のボキャブラリーが絶対的に不足してますから会話が子どもです。それに言葉があらっぽいですからね。

お会いして、しばらくたってから発見したのは、先生の丁寧な言葉は、だれに対してもそうしてるということです。育ちのよさと言いますか、言葉のプロとしての身だしなみのようです。

ぼくは生きていくうえでの基本的なマナーが欠けてるんだ、そういうことなんだ、と気づかされました。マナーはちょっと無理だな、と。育ちの違いがありすぎて。でも作文ならね、なにとかなるんじゃないかと思ったんです。

それからときどき、自分の思ってること、感じたことを作文にして先生に見てもらうようになりました。

たいがいレッスンの前に「先生これどうですかね？」って渡してました。自分の思いや言いたいことが文章になっているかどうかを検証してもらってたんです。そうしていたら書くことに興味が増していったんです。作文を繰り返し書いていたら、書くことが面白くなってきたんです。こんなこと想像もつきませんでした。

今は書くのが好きになってます。先生が言ったことを忠実に守って書いてたら少しずつ書けるようになっちゃったんですね、不思議です。

谷川先生の訓《おし》え

一　加藤さんの味を出すには実践を通して書くのがいい。

二　具体的にわかりやすく書くようにする。

三　一般に先生といわれてるような人の書き方を真似しないほうがいい。偉そうに書いてはいけない。

こうして谷川先生とおつきあいしてるうちにできたのが今回の本です。

今、谷川先生とふだんしていること

呼吸を通して内面の開発をしてます。人間を探求してます。宇宙観を二人の関係から学んでます。レッスンは二時間です。その時その時によって違いますが、半分実技、半分お話です。二人になると現実からちょっと離れて魂の世界に入ります。ぼくの感覚では、ぼくの守護霊さんが先生の守護霊さんに語りかけてるという感じです。

とても新鮮でさわやかな空間ができます。特にぼくの内面の変化を報告します。新しい気づきの発見を二人の空間の中で伝えていきます。現実に起こった出来事なども含めてです。

怪しい世界のこともです。格好よく言えばぼくの宇宙観を言霊に乗せて出してます。このような宇宙の感覚を肉体に伝えるのが実技です。

この本、特典音源から伝えたいこと

宇宙を知る。自然を知る。人間を知る。自分を知る。その人が輝いて生きる。そして健康になる、運命をよくする。そのための原理原則を書いてますので、知っていただき、実行してもらえればいいです。「わかる・できる・身につく」です。

理解して、試してみて、身につけてください。

「人間はだれでも、幸せになれる」ことを信じて生きていただければ幸せになれます。

自分を信じる力、自信をもっていただきたいです。

集中力を養っていただきたいです。

そして持久力をつけてください。人生は長いですからね。少しずつつづけていただきたいです。

ぼくは一人でも多くの人が健康で幸せに生きていただくことを願ってる者の一人です。

感想

今、時代は変わらなければならないときにきていますよね。

世の中は変化しているし、これからもっと変化していくでしょう。

そういうときは「まさか」のことが起きるんです。

でも「まさか」を「まさか」と受け取らないのが呼吸です。

どんな変化がきても、対応して順応していくエネルギーなんです。

ぼくはこの本を書くことで、あらためてそれを確認しました。

もうひとつはこの本を書いたことで、今まで生きてきたことの自分自身の整理整頓ができたと感じてます。自分はこういうことを考えてるんだ、このことはこう思ってるんだと、自分を知ったことです。

意外と気持ちはさわやかです。穏やかですね。マラソン（四二・一九五キロ）を完走した感じです。

そして何もないというか空っぽ感があります。

今書いてて気づいたんですが、また書いてみたいなーと思ってるふしがありますね。どうも……エーゲ海あたりで……。

縁を感じてます。サンガを紹介してくれ出版のきっかけをつくってくれた河北新報の沼倉淳さん、呼吸のレッスンの収録に快くお寺をお貸しいただいた輪王寺の日置道隆さん、そしてサンガの社長の島影透さん、編集の川島栄作さん、そのほか、ここには書ききれない、この本の制作にかかわっていただいた方すべてに感謝しています。

呼吸について自分の感じていること、考えていることを素直に書き出すことで、ぼくの今の気持ちを表現できたことに気づきました。

このことは谷川先生のおかげです。

最後に宇宙にいるであろう両親の魂と弟の魂にこの本を捧げます。

もしお父さん、お母さん、隆がいなければ、ぼくはたぶん人生をあきらめ、今のぼくではなかったはずだから。

家族の愛情と絆に心より感謝します。


（二〇一〇年刊『呼吸の本』初版より再掲）

新版あとがき　加藤俊朗

『呼吸の本』は2010年にサンガさんから発売されました。
あれから11年が過ぎました。
今回また別の出版社から再販されることになったんです。
とても不思議に思ってます。
私の想像を超えたところで物事が進展してたようです。

当時と今を振り返ってみます。
11年前に『呼吸の本』で世に出していただきました。
本の勢いに乗って私の肉体と魂は元気づくんです。
どこまでも勢いに乗って突き進み、気づいたら「呼吸家」になって
いました（笑）
勢いのおかげは谷川先生です。

『呼吸の本』によって人生を一気に駆け上った感じです。
幸福の道へ足を突っ込んで邁進《まいしん》です。
あっさり言えば「ツイてる」ってことです。
はっきり言えば「人生はツキひとつ」。
谷川先生にツキをもらったね（笑）

あれから10年、今は……
一番感じるのは年をとったなー（笑）
この感覚は、なってみないとわからない。
谷川先生は今年90歳、僕は75歳です。
谷川先生はすぐにお迎えがきます、僕もです。
あの世でまたお会いするのですから本当のことを書きます（笑）

呼吸のおかげ

「10年間何をしていたか？」

呼吸です、呼吸ばっかりです（笑）
『呼吸の本』に書いたことを、どんどんやりました。
「息」を整えて「心」をきれいにする……をやり続けました。

呼吸の力が心に豊かさをくれたんです。
豊かさは感謝を連れてきましたね。
仕事に生活に環境に感謝です。

感謝の気持ちを持って生きていたら少しずつ魂が成長したんです。
感謝は魂の言葉だったんです。
呼吸は魂とつながっていたことに気づいたんです。
魂に、生命エネルギーを供給していることにです。
もちろん、肉体の生命も支えています。（当然だね）
魂（私）は「呼吸の秘儀」によって目覚めるんです。

「吸う息を太く深くして
下腹に吸った息を溜めて
吐くとき静かに長く出す」

宇宙エネルギーを下腹に溜めることで
神秘機能が活性化して神人合一《しんじんごういつ》の準備ができる
簡単にいえば、神に近づける……と。

神はね、
人間が息を吸い込んだときは離れていくんです。
息を出すときに神は近づいて来るんです。
出す息は神に供えるいけにえなんです。
ですから、人間の呼吸は吐くのが大事です。

10年間で成長したのは魂です

一番の成長は魂が神に近づいたことです。

魂は心を開いて肉体と会話するようになったんです。
魂の会話です。

魂の会話は一人芝居に似てます。
自分と自分が会話する、「魂」と「肉体」です。
普通にいうとあやしい会話に聞こえますが、本気です。

【魂と肉体の会話】

魂：仕事はどうですか？
肉体：面白くありません。
魂：何かあったのですか？
肉体：上司の要求が多すぎてついていけません。
魂：なんとかしないとね。
肉体：なんとかしたいです、どうしたらいいの。
魂：ヒントは感謝です。

こんな会話です。

魂との会話を繰り返すごとに
肉体は自分勝手な考えに気づいて心を入れ替えていきます。
狭い思考を超えた魂の世界へと進んでいきます。
肉体は成長し意識に目覚めていくんです。

呼吸を深めていくと
こういうことがわかってくるんです。
呼吸と魂はつながっていることに気づきます。
深い呼吸を続けていると魂と神の関係に触れてきます。

神の影武者が魂です。
昔から魂は神の似姿《にすがた》と言われています。
魂が自分の本体です。
肉体は魂の執事で心は魂の召使いです。

魂と肉体が手を握るとね
肉体の心、潜在意識に眠っていた直感が出てきます。

六感……直感力です。
直感は人の潜在意識に存在する超能力です。
超能力は誰の心にも秘められています。

呼吸は直感力を引き出して奇跡を起こすんです。
奇跡の源泉は呼吸なんです。
これをすごいと言わず何をすごいと言います（笑）

呼吸——魂——直感力——奇跡

この直感力を使わないと大損ですよ。

アインシュタインも言っています。

「私たちの生き方には二通りしかない
奇跡など全く起こらないかのように生きるか、
すべてが奇跡であるかのように生きるかである」

私もアインシュタインと同じです。

人生最大の奇跡は「呼吸」を仕事にしたことです。
そして「呼吸家」になったことです。
私は呼吸で自立しました。
誰がこんなことを予測できますか。
私の中では想定外、夢にも出てきません。

呼吸は生命を支配するだけでなく
幸福のカギを握っているのです。
人生に必要なのは……呼吸です。

呼吸と仲良くなるんです。
仲良くなるには、毎日、やること。

やっているって……それは「呼吸」じゃない。

呼吸は……吐いてから吸うんです。
呼吸ができればあなたも奇跡が起こせます。
一人ひとりが奇跡を起こせば
世の中がもっと明るくなります。
あなたと一緒ならできます。

奇跡を起こしたいね！

加藤俊朗

新版あとがきに代えて　谷川俊太郎

タマシヒ

タマシヒは怖くない
怖がる心より深いところに
タマシヒはいる

タマシヒは静かだ
はしゃぐ体より深いところに
タマシヒはいる

ヒトが目を通して
タマシヒで見つめると
色んなものが
ふだんとは違って見えてくる

ヒトが耳を通して
タマシヒで聞こうとすると
雑音の中から
澄んだ声が聞こえてくる

詩・谷川俊太郎／写真・川島小鳥
『おやすみ神たち』より

『呼吸の本』再版にあたって

フォレスト出版編集部の寺崎翼さん、出版社との橋渡しをしてくれたライターの林美穂さん、ありがとう。心より感謝いたします。

谷川先生のアシスタント・川口恵子さん、チーム加藤の田中麻理子さんと齋藤純子さん、あなた方が支えてくれたおかげです、ありがとう。

谷川俊太郎先生にはお礼の申し上げようがありません。先生がいて初めて成り立つ『新版　呼吸の本』です。ありがとうございます。

ここまで続けられたのは家族の協力があってのものです、妻と娘に感謝です。ありがとう。最後は自分の肉体と魂に感謝です。ありがとう。

大事なことを忘れていました、呼吸さんにも感謝です、サンキュー！

『呼吸の本』が、読んでくれる人たちの生きる活力になればうれしいです。

お役に立てたなら、すこぶる幸せです。みなさんの健康と幸福をお祈りいたします。

加藤俊朗

2021年6月30日

加藤俊朗（かとう・としろう）

1946 年、広島生まれ。呼吸家。国際フェルデンクライス連盟公認講師。厚生労働省認定ヘルスケア・トレーナー。産業カウンセラー。横河電機グループや医療法人などを通して、加藤メソッドの呼吸レッスンやカウンセリングを約 20 年以上にわたり全国各地で開催。主な著書に『呼吸の魔法』（サンガ）、『恋愛呼吸』（中央公論新社）など多数。

谷川俊太郎（たにかわ・しゅんたろう）

1931 年、東京生まれ。詩人。52 年、詩集『二十億光年の孤独』でデビュー。詩作を中心に作詞、翻訳、劇作、絵本、映画脚本・監督などジャンルを超え活動している。62 年『月火水木金土日のうた』で日本レコード大賞作詞賞、75 年『マザー・グースのうた』で日本翻訳文化賞、82 年『日々の地図』で読売文学賞、ほか受賞・著書多数。

新版 呼吸の本

2021年9月5日　初版発行

著者　加藤俊朗
　　　谷川俊太郎

発行者　太田　宏
発行所　フォレスト出版株式会社
〒162-0824
東京都新宿区揚場町2-18　白宝ビル5F
電話　03-5229-5750（営業）
　　　03-5229-5757（編集）
URL　http://www.forestpub.co.jp
印刷・製本　中央精版印刷株式会社

ISBN978-4-86680-138-4　Printed in Japan